CONTRIBUTION A L'ÉTUDE

DES

CONVULSIONS DE L'ENFANCE

Etudiées spécialement au point de vue de l'hérédité

PAR LE DOCTEUR

René DE MONTGOLFIER

Ancien interne des Hôpitaux

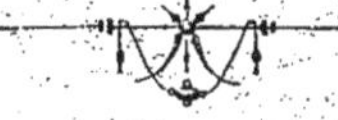

LYON

IMPRIMERIE A. WALTENER ET Cᶦᵉ

14, Rue Belle-Cordière, 14

1883

CONTRIBUTION A L'ÉTUDE

DES

CONVULSIONS DE L'ENFANCE

Étudiées spécialement au point de vue de l'hérédité

PAR LE DOCTEUR

René DE MONTGOLFIER

Ancien interne des Hôpitaux

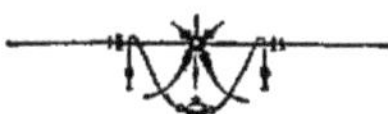

LYON

IMPRIMERIE A. WALTENER ET Cⁱᵉ

14, Rue Belle-Cordière, 14

—

1883

AVANT-PROPOS

Pendant notre internat dans les hôpitaux de Lyon, alors que nous avions l'honneur de suivre le service de M. le docteur Laure, professeur agrégé à la Faculté, nous l'avons entendu souvent affirmer, que les convulsions de la première enfance sont bien plus souvent héréditaires que ne le disent la plupart des ouvrages classiques ; sa connaissance des langues vivantes, lui ayant permis de constater que les étrangers font une part plus large à l'hérédité que les Français, il nous engagea à faire quelques recherches dans ce sens, et mit à notre disposition quelques observations personnelles que nous publierons dans le cours de ce travail.

C'est dans notre service de la Charité, que nous avons cherché tout d'abord la confirmation de ces idées ; malheureusement, la population hospitalière est un champ d'observations qui se prête moins à ce genre de recherches que la clientèle privée d'un médecin de la ville. Il est fort difficile d'obtenir, de la bouche des parents, des renseignements précis; la plupart du temps, les enfants sont conduits à l'hôpital par des voisins incapables de nous éclairer sur les antécédents des petits malades, et à plus forte raison sur leurs ascendants. C'est pourquoi nous nous sommes efforcé de suppléer à la pénurie des observations que nous avons pu recueillir nous-mêmes, en réunissant les faits les plus probants que nous avons pu trouver dans les auteurs qui ont étudié les convulsions de l'enfance au point de vue clinique.

Avant de rechercher l'importance du rôle que l'on doit attribuer à l'hérédité dans les convulsions de l'enfance, il ne nous a pas semblé inutile d'exposer sommairement l'état actuel de la science sur la physiologie pathologique de la convulsion, ce qui fera l'objet de notre premier chapitre.

Dans le chapitre suivant, nous avons réuni toutes les variétés de convulsions que l'on peut rattacher à l'hérédité, et résumé l'opinion des auteurs, tant français qu'étrangers, au sujet de l'hérédité pure et simple des convulsions. Nous avons ensuite, à l'exemple des auteurs étrangers, rattaché à l'hérédité certaines convulsions survenant chez des enfants, dont les parents étaient atteints d'états morbides différents, mais capables d'influencer le système nerveux de leurs descendants : l'alcoolisme par exemple.

A propos de l'alcoolisme, nous n'avons pas pu nous empêcher de citer les exemples de convulsions dues au lait, altéré, soit par ce spiritueux, soit de toute façon. Nous avons ensuite passé en revue le rachitisme, la syphilis, etc. Enfin, nous avons essayé de rapporter à l'hérédité certaines convulsions secondaires, survenant comme symptômes d'une affection héréditaire elle même, la tuberculose par exemple.

Nous avons étudié dans un troisième chapitre un petit nombre d'observations inédites qui nous ont paru dignes de quelque intérêt.

Enfin, dans notre quatrième et dernier chapitre, nous avons essayé d'esquisser à grands traits les principales indications de thérapeutique générale, qui nous paraissent découler de cet exposé clinique.

Qu'il nous soit permis d'exprimer ici notre reconnaissance. à M. le Docteur Chappet fils, qui a bien voulu nous communiquer une observation ; ainsi que nos remerciements à M. Gouilloud notre ami et collègue d'internat, pour la bonne grâce avec laquelle il nous a traduit certains ouvrages anglais.

CHAPITRE I

Anatomie et physiologie pathologique
de la convulsion.

Au point de vue anatomique, les auteurs ont cherché à localiser autant que possible la région du système nerveux qui tient sous sa dépendance l'ensemble des phénomènes constituant la crise convulsive. Voici quelles sont les données les plus récentes de la physiologie à cet égard.

Le bulbe est le centre par excellence des convulsions, disent MM. Ferrand et Vidal. Il tient sous sa dépendance les mouvements respiratoires de la face, de la déglutition, de la phonation ; et par influence il commande tous les mouvements dont les nerfs spinaux sont les agents immédiats. De plus, il renferme le nœud vital qui commande à tous les mouvements de la vie animale, en particulier la circulation et la respiration. Kussmaül et Tenner l'appellent le nodus epilepticus; Brown Sequard a observé des convulsions même après l'ablation des lobes cérébraux et du cervelet. D'où il est permis de conclure, avec Axenfeld, que le bulbe est le siège principal, sinon exclusif de la modification pathologique que traduit l'attaque convulsive de forme épileptique.

Ils pensent que les convulsions dites spontanées sont dues à un trouble des centres moteurs ; convulsibilité dont l'exagération du pouvoir réflexe serait la condition et comme cause déterminante des impressions inconscientes dont le mouvement nutritif peut toujours être la cause.

Ainsi pour Ferrand et Vidal, la convulsion est un acte réflexe qui a son centre dans le bulbe.

Nothnagel est allé plus loin, il a essayé de déterminer exactement les limites de ce qu'il appelle le centre convulsif (kampfcentrum). Voici le résumé de ses expériences qui consistent à exciter directement certains points de la substance cérébrale au moyen d'aiguilles introduites directement dans le crâne dont la région occipitale a été préalablement mise à découvert. D'après Nothnagel : « La limite inférieure du krampfcentrum se trouve à l'extrémité des ailes grises (alæ cinereæ); un peu au-dessous, l'excitation reste sans effet ; le noyau du vague était-il atteint, la mort survenait brusquement; si la piqûre traversait le bec du calamus (obex) ou encore si l'aiguille pénétrait au niveau du bord externe du funiculus cuneatus et même 1^{mm} plus bas, l'animal en expérience restait absolument immobile. — J'ai pu suivre la limite supérieure du krampfcentrum jusque un peu au-dessus du locus caeruleus, presque jusqu'à la limite inférieure des tubercules quadrijumeaux. La blessure des sinus m'a toujours empêché de la poursuivre plus haut.

La limite interne est constituée par les bords externes et latéraux des éminentiæ teretes.

Il m'a paru très difficile d'en préciser la limite externe. La partie supérieure de cette ligne fictive passerait un peu en dehors des bords externes des eminentiæ teretes, elle correspondrait un peu plus bas au bord interne du tubercule acoustique, très développé chez le lapin, et se terminerait dans la partie inférieure du faisceau grêle. »

Brown Sequard ne paraît pas absolument de l'avis de Nothnagel, nous trouvons, en effet, dans une note publiée par les *Archives de Physiologie* en 1870, page 517, qu'il a produit l'épilepsie chez trois cochons d'Inde par la section transversale incomplète du tubercule nates et du pédoncule cérébral du côté droit. La zone épileptogène était dans ce cas du côté opposé à celui de la lésion. Donc chez les cobayes certaines parties en avant de la protubérance peuvent faire apparaître l'épilepsie.

Plus loin, parlant du centre, Brown Sequard dit encore : « Cette partie n'est pas la protubérance où « Nothnagel a voulu trouver le siège de l'épilepsie ; « elle se compose d'une portion du bulbe rachidien et « de la moelle épinière cervicale. »

Nous verrons bientôt que les notions les plus récentes ne paraissent pas favorables à l'idée d'un centre convulsif.

Il est tout aussi difficile de pénétrer la nature intime des phénomènes dynamiques de la convulsion que d'en localiser exactement le foyer anatomique.

Pour Marshall-Hall (Diseases and derangements of the nervous system. pag. 145), la convulsion serait due à une congestion passive du cerveau due elle-même à une forte occlusion du larynx.

« Sans occlusion du larynx, dit-il, sans un laryngisme extrême et la congestion consécutive des centres nerveux, il ne saurait y avoir, croyons-nous, de convulsion. Cette occlusion du larynx, dans la laryngite striduleuse comme dans tout autre convulsion, doit être complète avant que les mouvements convulsifs se produisent. » (*The Lancet*, 12 juin 1847, pag. 609.)

Pour Megs and Pepper, qui rapportent cette théorie, elle ne saurait être admise : « Il est évident, disent-ils, que la gêne de la respiration n'existe pas seulement dans le larynx, mais dans tout le thorax, par suite de la contracture des muscles respiratoires. Nous ne pouvons admettre pour le moment ce spasme des muscles respiratoires que comme coïncidant avec les autres phénomènes de l'attaque convulsive; et même il y a des raisons de croire que l'accumulation du sang dans les centres nerveux, qui suit l'arrêt de la respiration, bien loin de causer les convulsions, a de l   ance à les arrêter et à déterminer l'état comateux. »

Ces deux auteurs admettent, soit une action réflexe

sur un centre nerveux trop excitable; soit, dans le cas de fièvre éruptive, l'empoisonnement du sang et la fièvre.

On sait à propos de la congestion passive des centres nerveux que Brown Sequard a prouvé que l'accumulation d'acide carbonique dans le sang est une des causes les plus puissantes des convulsions auxquelles succombent quelques enfants au moment de la naissance, lorsque le travail a duré trop longtemps et que l'enfant a subi plus ou moins les atteintes de l'asphyxie.

A côté de cette théorie, qui mettrait en cause la congestion passive des centres nerveux, nous trouvons la théorie inverse; celle de l'anémie cérébrale qui ne compte pas moins de partisans. Cette anémie des centres serait, pour certains auteurs, due à une contraction réflexe des artérioles de la pie-mère. C'est pour élucider ce point de physiologie pathologique que, en Allemagne, Krauspe (*Virchow Archives, Baud, 59*), a étudié chez des animaux curarisés l'effet de l'excitation du nerf sciatique sur les vaisseaux de la pie-mère. Il l'a étudié soit à la simple inspection ophthalmoscopique, soit directement après avoir mis à nu, au moyen d'une couronne de trépan, une portion de la pie-mère; dans deux cas il a pu constater une contraction réflexe des artérioles de la pie-mère, au moment du pincement du sciatique; néanmoins il ne croit pas ses expériences très concluantes, puisqu'il termine son travail par ces réflexions: « L'in- « fluence excitante de l'air extérieur et du trau- « matisme explique surabondamment le nombre

« considérable d'expériences qui n'ont abouti jus-
« qu'à ce jour qu'à un résultat négatif. »

L'observation directe des vaisseaux rétiniens, la seule capable de nous affranchir des causes d'erreurs provenant du traumatisme, se heurte à des obstacles insurmontables, que les animaux en expérience soient ou non curarisés (dans ce dernier cas, ce sont les larmes qui ont gêné l'observateur). Ainsi l'observateur, tout en ayant constaté deux fois la contraction des artères de la pie-mère, ne tire de ses expériences aucune conclusion certaine.

D'autre part, tout dernièrement, une expérience de Brown Séquard, publiée dans la *Gazette hebdomadaire* du 23 février 1883, semble contraire à la théorie vaso-motrice. Chez un cobaye épileptique, il met à nu le cerveau et constate en effet, que les vaisseaux de la pie-mère se contractent au début de l'attaque, en même temps que la connaissance se perd. Il a cru d'abord que la perte de connaissance dépendait de cette contraction vasculaire ; mais depuis, ses opinions ont changé. Il a pu produire, en effet, une attaque convulsive avec perte de connaissance chez des animaux auxquels il avait coupé le grand sympathique dans la région du cou et des deux côtés, et chez lesquels conséquemment la circulation n'avait pu être arrêtée. Pour lui, la perte de connaissance aussi bien que la convulsion est un phénomène d'inhibition.

Les deux théories opposées : celle de la congestion passive des centres par arrêt de la respiration, et celle de l'anémie de ces mêmes centres par contraction réflexe des artérioles de la pie-mère, ne paraissent pas plus probables l'une que l'autre.

En présence de ces résultats contradictoires on a essayé d'établir que c'est à des changements ou plutôt des différences physiologiques, anatomiques ou chimiques entre le cerveau des adultes et celui des nouveau-nés qu'est due la plus grande tendance chez ces derniers à l'exagération des réflexes.

Nous trouvons dans un mémoire publié par Tarchanoff dans la *Revue mensuelle de Médecine et de chirurgie* en 1878, avec le résumé de la question, les recherches de l'auteur lui-même.

D'après Soltmann, le développement des centres psycho-moteurs des animaux nouveau-nés étant sous la dépendance directe des impressions que l'animal reçoit du monde extérieur par l'intermédiaire de ses organes des sens, ces centres manqueraient chez le nouveau-né. Il a constaté que chez le chien et le lapin nouveau-nés, les hémisphères ne manifestent aucune action modératrice sur les actes réflexes. Il a cautérisé ou enlevé certaines zones de l'écorce grise du cerveau et n'a jamais remarqué, à la suite de ces opérations, le plus léger trouble dans la locomotion de ces animaux. La faiblesse des appareils modérateurs serait donc, d'après lui, le trait caractéristique des animaux nouveau-nés qui, comme on le sait, manifestent une facilité extrême à produire des mouvements réflexes, et il a expliqué cette tendance par des différences morphologiques et chimiques dans la constitution du cerveau.

Rouget a aussi indiqué cette absence de centres psycho-moteurs à la société de biologie.

Pour Tarchanoff, cette absence de centres psycho-moteurs n'existerait que chez les animaux qui naissent avec un système de locomotion imparfait.

Simonoff le premier sur les chiens, et Tarchanoff après lui, sur le cochon d'Inde, ont prouvé l'influence modératrice qu'exerce l'excitation des lobes antérieurs des hémisphères sur les actes réflexes.

Preyer attribue à la mise en jeu des appareils modérateurs du cerveau l'état qu'il appelle cataplexie et qui consiste dans une immobilité plus ou moins prolongée dont est frappé un animal à la suite d'une violente frayeur. Ces questions ne paraissent pas suffisamment élucidées.

Quant aux différences chimiques du cerveau des nouveau-nés et des adultes, on sait, par Bibra et Schlossberger, que le premier contient plus d'eau que le second. Dans le cerveau d'un lapin adulte ils ont trouvé 24 à 27 pour o/o de matières solides ; chez le cheval de 25 à 3o et chez l'homme de 21 à 26 o/o tandis que chez l'embryon humain de 10 semaines il n'y aurait que 14,9 o/o, chez le chien 10,5 o/o.

Outre cette plus grande quantité d'eau, il y aurait chez les nouveau-nés moins de graisse et par suite moins de phosphore, de 1 à 3 o/o suivant les animaux. Pour Bibra, la substance grise contiendrait plus de phosphore que la blanche, ce qui tiendrait, d'après les recherches de Petrowsky, à ce que la substance grise renferme plus de lécithine que la blanche.

Tarchanoff a trouvé comme quantité de matières solides les chiffres suivants :

	Lapin	Chien	Cochon d'Inde
Adultes..............	21,4 °/₀	22,4	20,5
Nouveau-nés de 1 jour	11	22,5	15

Quant au phosphore, la quantité pour cent est à peu près la même quel que soit l'âge de l'animal et quelle qu'en soit l'espèce.

Pour ce qui est des différences anatomiques, sur le cerveau du lapin nouveau-né Tarchanoff n'a pas constaté, sur des coupes transversales des hémisphères, de différence de nuance entre la couche corticale et la partie centrale, et dans cette dernière on remarque un aspect homogène au lieu de la structure fibrillaire. Au niveau des pédoncules cérébraux, il n'y a pas davantage de structure fibrillaire.

En outre, Tarchanoff a trouvé que les faisceaux de fibres nerveuses de la capsule interne et de la couche rayonnante qui se colorent par le picro-carminate ne contiennent pas de myéline ; mais seulement des cylindres axes colorés en rouge.

Arndt prétend que le cerveau des lapins nouveau-nés ne contient pas de ganglions nerveux et que ces derniers ne se développent qu'entre le deuxième et le onzième jour après la naissance. La même absence de ganglions nerveux se remarquerait chez un enfant nouveau-né dans la couche corticale.

Les recherches de Jastrowitz ne s'accordent pas avec celles de Arndt ; d'après lui, chez l'enfant la couche corticale possèderait à la naissance tous ses éléments nerveux; seulement les faisceaux nerveux qui se dirigent vers la couche corticale seraient privés de myéline.

Parrot dans ses études sur la myélite du premier âge confirme cette absence de myéline et la plus grande quantité d'eau. En même temps il indique que les contours des centres nerveux sont diffus.

Pour Meynert les faisceaux descendant de la couche corticale du cerveau, dont la fonction consiste à conduire les impulsions volontaires aux différents organes du corps, ne sont pas développés. Les faisceaux nerveux n'étant pas recouverts d'une couche de myéline, ne peuvent pas conduire isolément jusqu'aux différents muscles les excitations parties de la couche corticale des hémisphères. L'excitation, n'étant pas limitée de côté par l'enveloppe isolatrice de myéline, se diffuse dans les tissus environnants et n'arrive pas à l'organe moteur.

Tarchanoff insiste sur ce point que dans les premiers jours de la vie extra-utérine, le nouveau-né ne présente pas dans la couche corticale du cerveau des éléments que l'on ait le droit de considérer comme des ganglions nerveux développés. Peut-être cette absence est-elle la cause principale de l'inactivité motrice de la couche corticale.

Jastrowitsch prétend que l'hérédité consiste dans des troubles impalpables de nutrition du système nerveux et peut-être vasculaire, ayant pour suite un arrêt de développement et de formation de quelques éléments nerveux, qui resteraient à une période transitoire.

A côté de ces recherches chimiques et anatomiques les résultats de l'expérimentation directe ont été mis largement à contribution ; Brown Séquard, dans ses nombreuses expériences sur les cobayes, a d'abord démontré que le plus grand nombre d'irritations portant sur le système nerveux pouvaient amener une crise épileptiforme.

Il a cherché à établir le trajet que suivent dans la moelle les impulsions épileptogènes. Il établit d'abord en 1869, que, chez un cobaye qui à subi la section d'une moitié latérale de la moelle et qui par suite est paralysé du membre inférieur du même côté, avec anesthésie de l'autre, la crise convulsive provoquée ne se produit pas dans le membre paralysé ; même lorsque les mouvements y sont revenus presque à l'état normal. Donc, « il paraît y avoir des conducteurs différents pour les mouvements volontaires et pour les convulsions » *(Archives de Physiologie)* 1869, page 673).

Il prouve ensuite par des sections incomplètes de la moelle que « le trajet des excitations qui produisent la convulsion s'effectue le plus souvent par le cordon latéral et peut-être par la substance grise voisine. »

Enfin, d'une autre série d'expériences, il conclut, *(Même journal* 1870, page 159), que la transmission de l'irritation épileptogène se fait par des conducteurs distincts de ceux qui servent aux impressions sensitives et que ces conducteurs passent par le segment de la moelle épinière correspondant au côté où le nerf sciatique a été coupé.

Ces nombreuses expériences sur les diverses lésions de la moelle et de l'encéphale produisant toujours l'épilepsie l'ont amené à la théorie de l'inhibition qu'on peut résumer ainsi : la section d'une moitié latérale de la moelle rend inexcitables les parties situées à la base de l'encéphale et du côté opposé à la section ; tandis que celles situées du même côté sont plus excitables. Cet effet d'une lésion de la moelle est constant pour les gros troncs nerveux et même pour le système nerveux périphérique ; ainsi l'attaque épileptiforme provoquée chez un cobaye peut être inhibée par l'arrivée subite d'un fort courant d'acide carbonique au fond de la bouche sur le larynx. La même attaque peut être inhibée par le tiraillement du gros orteil, à condition qu'il n'y ait pas destruction du renflement dorso-lombaire de la moelle. Enfin une irritation périphérique peut inhiber l'attaque de convulsion due soit à des hémorrhagies considérables, soit à certains empoisonnements.

L'inhibition est donc un phénomène de suspension de l'action du système nerveux par une excitation périphérique quelconque.

Nous avons vu plus haut que, pour Brown-Séquard, la convulsion et la perte de connaissance sont des phénomèmes d'inhibition.

On paraît être allé plus loin que nous à l'étranger dans l'étude de ces phénomênes d'inhibition et de leur nature. C'est ainsi que l'on trouve dans l'ouvrage de Gowers sur l'épilepsie, traduit par M. Albert Carrier, les idées le plus en cours en Angleterre sur la nature intime de l'accès épileptique.

Après avoir longuement discuté les diverses théories, il conclut : « Tous les phénomènes des accès d'épilepsie idiopathique peuvent être expliqués par la décharge de la substance grise ; l'hypothèse d'un spasme vasculaire est aussi inutile que peu prouvée ; il n'existe aucun fait qui nous porte à voir le siége de la maladie ailleurs que dans la substance grise dans laquelle la décharge commence ; ce siège est, dans la plupart des cas, dans les hémisphères cérébraux, souvent probablement dans le cortex cérébral, quoiqu'il soit possible que dans certaines circonstances il soit au-dessous et même dans la moelle allongée ; l'épilepsie est ainsi une maladie de la substance grise et n'a pas de siège uniforme ; c'est une maladie de tissu et non une maladie d'organe. »

Pour Luciani, la moelle peut jouer un rôle, mais secondaire seulement. Pour Robertson de Glascow, la perte de connaissance peut être l'effet d'une décharge dirigée en haut, de la même façon que le spasme vasculaire est l'effet d'une déchage se dirigeant en bas.

Qu'est-ce maintenant que ce phénomène qualifié du nom de décharge nerveuse ? Chaque cellule nerveuse, dit toujours Gowers, peut être considérée comme un magasin d'énergie latente, et peut être comparée à une bouteille de Leyde chargée d'électricité ou plutôt à un ressort tendu. L'énergie du ressort est due à la force qui l'a tendu et dépend de la résistance qui le maintient tendu.

« L'action de la cellule peut dépendre d'une production de force supérieure à la résistance, ou d'une résistance amoindrie. La cessation de son action peut dépendre de la diminution de sa tendance à produire de l'énergie ou d'un accroissement de la résistance. Il est très probable que l'inhibition con-siste dans l'accroissement de la résistance par l'action d'une cellule sur une autre. » On conçoit que l'action mutuelle des cellules nerveuses du cerveau puisse avoir pour résultante une résistance balancée et que la quantité de force contenue dans le cerveau puisse être infiniment plus grande que ne le fait sup-poser la manifestation extérieure que nous voyons. On peut donc considérer l'effet d'un stimulus dans le développement de l'action nerveuse comme celui d'un organe où le mouvement de la touche amoindrit sim-plement la résistance à l'action d'une force latente.

L'état de la cellule nerveuse, qu'elle soit au repos ou en action, peut être regardé comme dépendant de la proportion dans laquelle sa tendance à produire de l'énergie entraîne la production de la résistance en elle.

Ces idées sont dues surtout en Allemagne à Wundt; en Angleterre à Michel Forster (*Manual of physio-logy*). Handfield Jones, en 1873, en avait déjà énoncé le principe (*Lecture on paralysis agitans*, *British Médical Journal*, 1883. Vol I p. 221). « Ce que les cellules nerveuses ont de singulier, dit-il, c'est qu'el-les possèdent ces deux qualités: Elles préparent la matière qui, par suite d'oxydation ou de quelque autre manière engendre la force, et elles peuvent encore empêcher toute action de cette matière. »

Ainsi l'inhibition serait due à l'accroissement de la

résistance. Dans les convulsions résultant d'une sai-
gnée abondante est-ce une production d'énergie de la
part des cellules qu'il faut incriminer et non pas plutôt
une diminution de résistance à la manifestation de la
force nerveuse déjà existante mais contenue?

L'arrêt d'une crise d'épilepsie par une ligature pla-
cée sur le trajet d'un membre, s'explique bien aussi
par l'augmentation locale de la résistance : si la
décharge dépendait d'une augmentation primitive
d'action productrice de l'énergie dans les cellules,
elle devrait reparaître lorsque la ligature est enlevée;
or il n'en est rien.

Quant à la nature réelle de ces influences « libéra-
tion d'énergie et résistance à l'action » qui peuvent
finalement se rapporter à des modifications électri-
ques, chimiques ou vitales, l'auteur ne la discute pas;
il lui suffit de savoir que des changements nutritifs
peuvent y donner naissance ou en résulter.

La perte de connaissance serait due, dans les cas
de décharge des centres cérébraux relativement inférieurs, à l'influence de cette décharge sur les centres
plus élevés occasionnant une augmentation de la
résistance, une inhibition des substrata anatomiques
de la connaissance analogue à l'inhibition d'un centre
moteur. Autrement dit, la décharge de haut en bas
produirait le mouvement ; la décharge de bas en haut
produirait la perte de connaissance.

Quand elle existe seule, la perte de connaissance
peut être due non à une décharge des centres supérieurs par diminution de la résistance, mais à un arrêt
d'action de ces mêmes centres dû à un accroissement

brusque de la résistance, processus qui est le contraire de celui de la décharge.

Telles sont les idées les plus récentes professées en Angleterre, sur la nature intime de la crise convulsive. Nous allons voir pour terminer que les expérimentateurs français, François Franck et Pitres sont arrivés à peu près aux mêmes idées. Dans un mémoire publié dans les *Archives de Physiologie* (juillet et août 1883), ayant pour titre *Recherches expérimentales et critiques sur les convulsions épileptiformes d'origine corticale*, les savants physiologistes établissent d'abord : que l'excitation d'un point quelconque de la zone motrice peut produire l'attaque épileptoïde (Albertoni) et cette faculté est limitée à la substance grise.

Ils rappellent ensuite, que Soltmann a constaté l'inexcitabilité du cerveau des chiens, des chats et des lapins nouveau-nés. Chez le chien, Albertoni n'a jamais pu produire d'accès complet avant le vingt-deuxième jour après la naissance.

Les agents qui agissent sur l'excitabilité cérébrale sont : pour la diminuer, les anesthésiques en général, éther, chloroforme en inhalation, chloral en injections intra-veineuses, l'asphyxie (Hitzig), la morphine et l'alcool dont l'action est moins marquée, le bromure de potassium : Albertoni a trouvé que le courant capable de produire une crise devait être beaucoup plus fort après saturation par le bromure qu'avant, enfin le froid : lorsque la température des circonvolutions est abaissée au dessous de plus de six degrés centigrades l'excitabilité est totalement abolie.

Les substances excitantes sont au contraire : la

strychnine, l'essence d'absinthe, la cannabine et l'atropine, enfin une inflammation légère sans destruction des éléments nerveux. En cas de lésion destructive de l'écorce, les phénomènes épileptiformes sont dus, non à la lésion elle-même, mais à l'état inflammatoire, à l'hyperexcitabilité des régions voisines provoquée par la lésion elle-même. Cette hyperexcitabilité serait en rapport avec des troubles intimes de la nutrition et non pas seulement avec les phénomènes vasculaires, avec l'hyperémie concomitante de l'inflammation.

On voit tout l'intérêt que ces recherches peuvent avoir au point de vue du traitement; ce n'est que pour cela que nous les avons mentionnées.

Les auteurs passent ensuite à l'étude de l'accès épileptiforme lui-même, qui se généralise toujours de la même façon : membre antérieur droit, par exemple, membre postérieur droit, membre postérieur gauche, membre antérieur gauche ; puis ils arrivent au point qui nous intéresse le plus. Quel est l'organe de la généralisation ? Franck et Pitres ont vu l'accès se généraliser après la destruction de la zone motrice d'un côté et la section complète du corps calleux, après des hémisections de la protubérance.

Il est vraisemblable, conclut-il, que la protubérance, le bulbe, et même la moelle épinière renferment une série de noyaux superposés de substance grise susceptibles de s'actionner les uns les autres, de telle sorte que lorsque l'un d'eux est mis en état d'hyperactivité fonctionnelle, il peut agir sur les autres et les mettre dans un état analogue à celui dans lequel il se trouve. Le cerveau commence l'attaque, la protubérance, le bulbe, la moelle la généralisent.

Les auteurs rappellent l'opinion de Jackson et Ferrier sur les décharges successives des cellules et semblent l'admettre lorsqu'ils disent : « Cette hypothèse « explique l'explosion soudaine et intermittente « des accès couvulsifs, bien que l'excitation qui les « détermine puisse être permanente, ainsi que les « convulsions tardives survenant après la cessation « des excitations provocatrices. Elle rend compte des « deux phases successives de l'attaque convulsive ; le « tétanos initial correspondrait à la charge graduelle, « et les secousses secondaires aux décharges succes- « sives et brusques des éléments nerveux. Enfin elle « permet de comprendre pourquoi les convulsions ne « se produisent jamais par l'excitation isolée de la « substance blanche sous-corticale, l'appareil de « condensation faisant alors défaut. »

François Franck a même cru voir des décharges successives se produire en mettant une patte galvanoscopique de grenouille sur la partie découverte de la zone motrice pendant les convulsions cloniques. On observait dans les muscles de la grenouille des secousses convulsives ; toutefois il ne considère pas son expérience comme absolument concluante.

Voici quel serait le mécanisme de la production de « la crise : « L'excitation de la substance grise corti- « cale agit, selon toute vraisemblance, sur les centres « nerveux inférieurs (protubérance, bulbe, moelle « épinière) en les plaçant dans un état de tension ana- « logue à celui dans lequel elle se trouve elle-même.

« Lorsque ce résultat est obtenu, le rôle de l'écorce
« est terminé, les cellules nerveuses de la moelle,
« du bulbe et de la protubérance se déchargent en
« produisant les convulsions musculaires, indépen-
« damment de toute intervention nouvelle de la subs-
« tance grise des circonvolutions. »

Luciani considère la zone motrice de l'écorce cérébrale comme l'organe central de la convulsion.
Franck ne croit pas qu'il en soit ainsi : Le rôle de
l'écorce est de commander et de préparer l'attaque;
le rôle des centres nerveux inférieurs est de l'exécuter
en envoyant aux muscles les excitations qu'ils ont accu-
mulées. L'écorce donne le branle, elle met en activité
des éléments sous-jacents qui agissent ensuite pour
leur propre compte et doivent être considérés comme
les véritables organes centraux des convulsions.

Telles sont les idées les plus récentes qui dominent
la physiologie pathologique de la convulsion.

Ainsi il paraît prouvé que le cerveau des animaux
nouveau-nés, ceux au moins qui naissent les yeux
fermés et ne marchant pas encore, est inexcitable;
qu'il présente avec celui des adultes des différences
physiologiques et chimiques très tranchées, entre
autres, l'absence de ganglions nerveux bien nets et
l'isolement imparfait des conducteurs qui de l'écorce
du cerveau se rendent aux centres nerveux inférieurs.
(Tarchanoff.)

La substance grise avoisinant le bulbe paraît être
le centre convulsif par excellence, sans qu'on puisse,
comme Nothnagel avait voulu le faire, lui fixer des
limites plus exactes.

Au point de vue de la physiologie pathologique, les théories vasculaires, congestion passive, ou anémie du cerveau par contraction réflexe des artères de la pie-mère ne paraîssent pas plus admissibles l'une que l'autre.

Les expériences de Brown-Séquard, les recherches de MM. François Franck et Pitres, et les travaux étrangers, anglais surtout, tendent à donner de ces phénomènes une explication dynamique pour ainsi dire ; ce serait un changement passager survenu dans l'équilibre nerveux.

Inhibition pour Brown-Séquard ou action d'arrêt exercée sur la manifestation de la force nerveuse par une influence passagère.

Pour les Anglais, il s'agirait d'une décharge analogue à la décharge électrique, ou d'une manifestation extérieure de la force contenue dans les cellules nerveuses, en désaccord avec l'effet à produire ; et cela par le seul fait d'un trouble passager apporté à l'équilibre qui existe normalement dans les cellules entre la force et la résistance. La cellule nerveuse possède la propriété singulière de produire en même temps la force qui doit se manifester à l'extérieur et la résistance chargée d'en limiter l'action.

Ce serait enfin, pour Franck et Pitres, une tendance des différents groupes de cellules nerveuses à se mettre dans un état qu'on pourrait appeler de tension nerveuse, analogue à celui des cellules qui l'avoisinent. Il suffit dans cette hypothèse qu'un centre nerveux soit excité et que par conséquent sa tension nerveuse augmente, pour que tous les autres tendent de proche en proche à se mettre en équilibre avec lui,

CHAPITRE II

De l'importance de l'hérédité dans les convulsions de l'enfance.

Les travaux de Baumès sur la question nous servi-ront en quelque sorte de point de départ; notre intention étant plutôt d'exposer l'état actuel de la science sur ce sujet que de faire une énumération fastidieuse des auteurs anciens en remontant jusqu'au père de la médecine.

I. — Dans le but de mettre en relief l'influence de l'hérédité sous ses différentes formes nous avons eu la pensée de grouper les convulsions héréditaires d'après la classification suivante.

Dans l'hérédité directe à différents degrés rentre-raient les faits de convulsions survenant chez des enfants dont les parents auraient été affectés eux-mêmes :

1º De convulsions idiopathiques ;

2º D'une névrose convulsive des centres nerveux telle que l'hystérie ou l'épilepsie ;

3º D'une affection non convulsive des centres nerveux ;

4º D'un tempérament nerveux.

II. — A l'hérédité par transformation diathésique se rattacheraient des convulsions observées chez des sujets nés de scrofuleux, de tuberculeux, de syphilitiques, d'alcooliques, de saturnins, etc.

III. — Nous comprendrions sous le chef de l'hérédité fœtale les convulsions résultant de causes très diverses telle que : ivresse, émotions morales, etc. ayant agi soit au moment de la conception soit pendant la durée de la gestation.

Certaines d'entre elles de nature à prolonger leur action pendant la période de l'allaitement.

1º Hérédité directe ou convulsions survenant chez des enfants dont les parents ont eu eux-mêmes des convulsions idiopathiques.

« En mettant en problème si les convulsions se
« transmettent du père à l'enfant, dit le professeur
« Baumès, on ne peut clairement résoudre la diffi-
« culté que par le résultat des faits. Cette manière
« de prouver est sans doute la plus naturelle, comme
« elle est encore la plus démonstrative. Voici dans

« l'ensemble des cas analogues le précis de ceux qui
« suffisent pour l'affirmative de la question. »

Viridet a vu un enfant de deux ans, une fille de
trois ans et une autre de treize qui étaient dans un
état de spasmes et de convulsions presque perpétuels
pour être nés de parents déjà sujets à cette affection.
(Traité des vapeurs, p. 47.)

Tissot rapporte deux faits remarquables qui da-
taient de plusieurs générations. *(Traité des nerfs*,
tome III, p. 9.)

Lorry fait mention d'une famille honnête et riche
dans laquelle le père, la mère et tous les enfants des
deux sexes étaient pris de convulsions pour la plus
légère cause ; et la preuve de leur nature héréditaire
se trouve en ce que tous y étaient également sujets,
malgré la diversité de l'éducation.

Baumès cite le cas d'une dame dont les membres
étaient agités de mouvements convulsifs à l'approche
des règles. Elle transmit « ces maux périodiques » à
une fille qu'elle allaitait et cette enfant mourut pendant la dentition en proie à des attaques d'éclampsie.

« Puisque les maux et les habitudes des parents
« passent à leur postérité, rien ne doit infirmer
« l'opinion qui admet une faculté héréditaire dans
« les convulsions. »

Et il ajoute un peu plus loin, page 13 : « Ce n'est
point que les convulsions, parce qu'elles sont héréditaires, doivent ou puissent se développer, et avoir
lieu après la naissance sans cause manifeste. Cette
aptitude qui vient de l'hérédité demande ordinaire-
ment à être mise en jeu ; mais il y a cette circons-

tance que les moindres causes en ont le pouvoir. »

Brachet dans son *Traité des convulsions* ne met pas en doute qu'elles puissent être héréditaires ; mais, parmi les nombreuses observations qu'il rapporte nous n'en trouvons qu'une seule où l'influence de l'hérédité soit nettement établie ; c'est la première, dont voici le résumé : Mme Poizat, d'un tempérament très nerveux, d'une grande susceptibilité, avait déjà perdu trois enfants des convulsions, à une époque très voisine de leur naissance. Cinq ans plus tard elle a une quatrième grossesse ; grossesse très heureuse mais marquée par une crainte excessive de voir son enfant succomber dans les mêmes conditions que les trois premiers. Le 18 avril 1821, elle accouche d'une fille de belle apparence ; mais qui vient au monde dans un état d'asphyxie dont on ne la tire que par des flagellations énergiques, après plus d'une demi-heure. « Bientôt, nous dit Brachet, elle est prise de convulsions qui s'étaient déjà renouvelées plus de dix fois avant mon arrivée. Les muscles de la face et des membres supérieurs sont atteints. Le pouls est très rapide. Révulsifs aux membres inférieurs, etc. Après trois jours d'alternatives de cessation et de reprises, la faiblesse devient extrême, l'enfant cesse de teter, le pouls est à peine sensible, la respiration suspirieuse ; les yeux fermés exécutent des mouvements légers sous les paupières. Les prises de jusquiame et oxyde de zinc, ainsi que de calomel et de digitale, amènent la cessation de tous les accidents ; mais l'enfant est restée très susceptible. »

L'auteur fait suivre cette observation, des réflexions

suivantes. « J'ignore si Mme Poizat a jamais eu des
« convulsions ; mais lors même qu'elle n'en aurait
« pas éprouvé, sa constitution nerveuse est assez
« prononcée pour assurer que ses enfants sont doués
« de cette disposition aux convulsions que le profes-
« seur Baumès appelle convulsionabilité. Ainsi nous
« pouvons regarder avec confiance le cas présent
« comme un cas de convulsions héréditaires. Il peut
« d'autant moins y avoir de doute à cet égard que
« déjà trois enfants étaient morts de la même ma-
« ladie. »

Brachet cite à l'appui de son opinion un certain nombre d'auteurs plus anciens que lui ; et que nous avons déjà vus mentionnés par Baumès, et en outre Hoffmann (*Opera omnia*, tome III, caput ii), croit les convulsions héréditaires non seulement des pères aux enfants, mais après une longue série de générations, surtout lorsque les parents sont hypochondriaques, hystériques, goutteux, hémorrhoïdaires ; ou si la mère a été en proie, pendant sa grossesse, aux plus vives affections de l'âme.

Villis (*De Morbis convulsivis*. Caput i, pages 8 et 9), indique cette hérédité et cite une observation semblable à celle de Sauvages, qui a vu une famille dont tous les enfants périssaient avant six ans dans de violentes convulsions.

Pujol (*Observations diverses de médecine pratique*, Tome II, page 305), rapporte une observation d'hérédité des convulsions bien évidente.

Rilliet et Barthey, dans la première édition de leur *Traité des maladies des enfants*, font à propos de

l'hérédité des convulsions, les réflexions suivantes :
« Il est généralement admis que les enfants sujets
aux convulsions naissent souvent de parents atteints
dans leur enfance de pareils accidents. En réunissant
les observations de tous nos malades atteints de convulsions sympathiques ou symptomatiques, nous
voyons que deux étaient nés d'un père épileptique ;
un troisième avait eu quatre frères ou sœurs morts
de convulsions. Ce dernier succomba à une attaque
dans le cours d'une entérite secondaire. Certains
auteurs ont prétendu que le caractère des parents
influait aussi sur la disposition des enfants à être
attaqués d'éclampsie.

« Il nous a paru curieux de rechercher si les
enfants atteints de convulsions sympathiques ou
symptomatiques pendant la période de l'enfance, qui
fait l'objet de nos études (de un an à quinze ans), en
avaient été atteints pendant la première année de leur
vie. Trois enfants chez lesquels les convulsions com-
pliquèrent une pneumonie et une bronchite, suite de
rougeole, avaient déjà eu des convulsions. » « L'un,
âgé de cinq **ans**, en avait eu à trois reprises ; la dernière attaque qui précéda celle qui se passa sous nos
yeux, avait eu lieu trois mois auparavant. Un autre,
âgé de trois ans, avait eu un seul accès, à l'âge de huit
mois. Un dernier, dont l'âge était le même, en avait
eu à deux ans.

« Deux enfants seulement, atteints de convulsions
dans le cours d'affections encéphaliques, en avaient
eu aussi dans la première enfance. »

La répétition fréquente et pour des causes diverses

des mêmes accidents n'est-elle pas un signe de prédisposition? Il resterait à savoir si cette dernière est héréditaire ou acquise.

Le mémoire d'Ozanam, paru en 1850 dans les *Archives générales de médecine*, n'a pas pour nous un bien grand intérêt, l'auteur ne s'occupant nullement de la possibilité de l'hérédité. Il cherche à établir des caractères propres à l'attaque d'éclampsie et croit les trouver dans l'état du pouls qui serait fréquent, avec la peau chaude, brûlante et sèche; et dans ceux de la respiration qui est accélérée, pénible, avec une expiration plaintive, brève et saccadée.

L'auteur cherche surtout à prouver que l'attaque d'éclampsie ne s'accompagne pas d'un accès de fièvre complet : que dans les cas où il persiste une hémiplégie il y a augmentation du volume de la tête, qui garde toujours une dilatation au niveau de l'un des pariétaux : que les lésions trouvées à l'autopsie seraient plutôt l'effet que la cause de l'attaque éclamptique. Enfin il cherche à établir un diagnostic différentiel entre la crise d'épilepsie et celle de l'éclampsie.

Néanmoins, nous relèverons une observation le numéro VIII. Eclampsie ; apoplexie méningée, paralysie des fléchisseurs et développement incomplet du bras et de la jambe droits, dilatation du pariétal gauche, pied bot consécutif au pied droit. Le frère et la sœur du malade ont eu des convulsions mais sans accidents consécutifs. Il n'est pas fait mention de l'état de santé des parents.

Presque tous les auteurs qui ont écrit sur les convulsions depuis lors, parlent de l'hérédité, ne serait-ce que pour la mentionner comme cause de cette affection; mais aucun d'eux ne paraît y attacher beaucoup d'importance. C'est ainsi que l'on trouve, dans les leçons publiées par Andral dans la *Lancette française*, tome VII, page 361, ces simples lignes : « On voit fréquemment les enfants d'une même famille moissonnés par les convulsions. En interrogeant les parents sur les causes de cette affection, nous apprenons souvent qu'ils sont hystériques, épileptiques, hypocondriaques, etc. »

Blache et Guersent, dans le Dictionnaire en 30 volumes, ne font que citer la possibilité de la transmission héréditaire.

Il en est de même de l'ouvrage de Vogel, traduction Culmann et Sengel, où l'on trouve cette simple phrase : « Généralement les parents eux-mêmes avaient déjà été atteints de convulsions, et surtout les mères de ces enfants sont souvent hystériques et souffrent de toutes sortes d'hypéresthésies. » Et il cite à l'appui le cas de Bouchut que nous relaterons plus loin.

Le compendiumn de Steiner, traduit par Kéraval, ne consacre que quelques lignes à l'hérédité, et ne cite aucun fait personnel.

Bouchut a fourni une statistique bien démonstrative de l'influence héréditaire.

Sur seize berceaux occupés au moment où l'auteur a fait sa statistique, sept des petits enfants avaient été antérieurement atteints de convulsions. Sur ce nombre de sept, trois étaient manifestement hérédi-

taires. Ce sont : 1º Le numéro quatre, Marie Wade-
ler, six mois, avait déjà eu des convulsions quinze
jours après sa naissance; à six mois, après une consti-
pation de vingt-quatre heures, il survint de nouveaux
accès convulsifs qui durèrent un jour et une nuit,
avec des rémissions légères et une perte complète de
connaissance. La mère avait déjà eu quatre enfants,
morts de convulsions : le premier à l'âge de deux
mois, les convulsions l'avaient surpris en pleine
santé et tué en sept heures. Le deuxième à la suite
d'une maladie chronique terminée par des convulsions. Le troisième, suppuration prolongée de
l'oreille, terminaison fatale dans les convulsions.
Le quatrième fut pris à l'âge de trois ans, de vomissements, de céphalalgie, de convulsions et mourut
neuf jours après dans le coma.

La mère, dit l'auteur, avait été fortement hystérique de quinze à vingt ans.

L'observation numéro V de la statistique de Bouchut est reproduite par tous les auteurs. L'enfant a eu des convulsions jusqu'à l'âge de sept ans ;
elle a eu dix frères ou sœurs qui tous ont été sujets
aux mêmes accidents, six en sont morts. Mariée,
Jeanne Bois, a dix enfants en quinze ans et de ces
dix enfants un seul, le neuvième mort à neuf mois
n'a pas présenté de phénomènes convulsifs. Des neuf
qui ont eu des convulsions, quatre ont succombé.

Citons encore la troisième observation de Bouchut : David, vingt mois. Il a souvent eu des convulsions survenant en pleine santé et sans cause appa-
rente ; à l'âge de dix-sept mois, il prend la variole qui

est précédée de convulsions ; enfin à vingt mois, il est atteint d'une laryngite peu intense et prend plusieurs accès convulsifs typiques.

La mère ajoute l'auteur a eu des convulsions à l'âge de huit ans.

A la suite de cette statistique, l'auteur rapporte un fait encore plus démonstratif, (*Bouchut*, 7mo édition, page 151.)

Madame D. a eu neuf enfants dont trois seulement sont vivants. Les deux premiers n'ont pas eu de convulsions. A la suite de son avant-dernière couche, cette femme est atteinte d'une antéversion utérine, qui lui occasionne pendant deux ans des convulsions très fréquentes et très prolongées. Sept ou huit attaques par jour.

Devenue enceinte, Madame D. voit ses crises convulsives s'espacer d'abord, puis disparaître complètement au troisième mois. Elles ne sont pas revenues après l'accouchement. Mais l'enfant a hérité de sa mère ; au bout de deux jours, il prend tous les jours, pendant deux mois et demi, sept à huit crises avec contracture des bras et perte plus ou moins complète de connaissance. Ces crises n'ont aucune influence sur son développement ; nourri par sa mère, il est frais et gras. Enfin au bout de deux mois et demi tout disparaît sous l'influence de l'oxyde de zinc.

Le traité de Megs and Peper nous fournit également des statistiques importantes ; les auteurs ont observé deux cents cas de convulsions, dont quatre-vingt-seize avec notes complètes, ils établissent avec ces chiffres relativement considérables : l'âge de plus grande fréquence, la mortalité suivant l'âge de l'enfant, le nombre des convulsions, etc.

Relativement à ce qui nous occupe, nous y trouvons que, ce n'est pas tant une constitution faible et délicate ; mais plutôt un tempérament susceptible, irritable et nerveux, lié souvent à une constitution robuste, qui y prédispose. Sur treize enfants, dont la constitution est notée, neuf paraissaient vigoureux. Cependant, on avait noté après chaque excès de fatigue soit une irritabilité considérable, soit de la tendance aux convulsions et au coma.

Un dixième était âgé de un an, bien développé, et prenait des convulsions toutes les six semaines, sans cause appréciable.

Les trois autres étaient faibles ; un seul devint robuste après la dentition.

Ils ont remarqué, disent-ils, que plusieurs enfants de la même famille en sont atteints, et que, dans le tempérament nerveux dont ils viennent de parler, il semblait que l'enfant eût acquis de ses parents par hérédité une véritable prédisposition.

Dans une famille de six enfants, cinq avaient eu des convulsions, un n'avait eu qu'une seule attaque, à l'âge de dix ans, à la suite d'une indigestion, pendant la convalescence d'une pneumonie.

Les quatre autres eurent chacun plusieurs attaques, causées toujours par un mouvement fébrile, résultant des nombreuses affections infantiles. Dans aucun cas, il n'y avait de raison de soupçonner l'épilepsie.

Un travail intéressant publié par le Dr Roberts Harris, dans un article lu à la Philadelphia obstetrical Society (*The American journal of obstetric.* Vol. II, numéro 2, August. 1869), donne une nouvelle statistique en faveur de l'hérédité.

Sur trente-huit cas d'éclampsie, trente-sept ont eu lieu dans treize familles.

Dans ces treize familles, il y avait cinquante-cinq enfants qui ont vécu assez longtemps pour qu'on pût établir la prédisposition.

Quatre au contraire sont morts trop tôt pour qu'il fût possible de rien affirmer à cet égard.

Tous les individus compris dans cette statistique ont été suivis à la première, à la deuxième ou à la troisième génération.

De la deuxième génération, celle qui a atteint l'âge adulte, trente-un membres, dont un seul jusqu'ici s'est marié, existent actuellement ; sur ces trente-un membres, vingt ont été atteints de convulsions.

II. — Hérédité provenant d'une névrose convulsive chez les parents. Épilepsie.

Nous ne nous arrêterions pas sur l'épilepsie comme cause de convulsions chez les enfants, tous les auteurs étant d'un avis unanime pour en reconnaître l'influence, si nous n'avions trouvé quelques statistiques qu'il nous a paru intéressant de réunir. Ainsi dans l'article Hérédité du *Dictionnaire* de Jaccoud, M. Voisin publie les chiffres suivants :

Des observations personnelles que j'ai faites sur la

fatalité de l'épilepsie, il résulte que dans dix-sept familles d'épileptiques où il est né trente-cinq enfants. seize sont épileptiques ou morts de convulsions.

Parmi ces seize, il y a sept garçons et quatre filles. Dans onze cas, l'hérédité est venue du côté maternel. Dans cinq cas elle était due à l'influence du père.

« Un épileptique, mari d'une femme névropathique a eu huit enfants, dont sept sont morts de convulsions : le dernier est épileptique.

« Une dame que j'ai guérie de l'épilepsie a eu deux enfants qui sont morts tous deux de convulsions, l'un est mort au moment même de la naissance.

« Enfin, Bouchet et Cazauvielle ont tiré de leurs observations la conclusion que :

Sur cinquante-huit enfants d'épileptiques, trente-sept sont morts des convulsions ; sept sont épileptiques ; quatorze sont actuellement sains. »

D'autre part, nous trouvons dans un opuscule tout récemment paru, où sont publiées des lecons cliniques de M. le docteur Carrier, lecons recueillies par M. Laurencin, interne du service, la statistique suivante :

Echéverria, dans un article intitulé Mariage et hérédité des épileptiques, *American journal of insanity*, octobre 1880, donne des chiffres caractéristiques.

Il a vu cent trente-six épileptiques qui se sont mariés et qui ont donné naissance à deux cent trente-trois enfants ; sur ce nombre d'enfants cent quatre-vingt-quinze sont morts en bas âge, tous dans les convulsions, l'auteur en conclut à la grande mortalité en bas âge des enfants d'épileptiques ; nous nous contentons d'en retenir pour notre thèse, que, chez les fils d'épileptiques, les convulsions que l'on voit si fréquemment rentrent dans la grande classe des convulsions héréditaires.

Voici encore un fait curieux que nous empruntons au même ouvrage de M. Albert Carrier, qui le doit lui-même à Langdon Carter Gray : Mémoire sur l'hérédité épileptique, paru en 1879, dans le journal américain *Archives of medecine de New-York*. Vol I, nº 2. Avril. Il s'agit d'une dame américaine, âgée de 40 ans ; épileptique elle eut neuf enfants qui tous furent emportés en bas âge par des convulsions. Sur ces neuf enfants il y avait quatre filles et cinq garçons. Ce qu'il y a de plus remarquable dans cette observation, c'est que l'influence exercée par la mère sur ces enfants a été d'autant plus marquée qu'elle même était plus avancée en âge. Ainsi les trois premiers enfants sont ceux qui ont le plus vécu. Un d'entre eux est allé jusqu'à l'âge de 3o mois et a été sujet à des convulsions moins fréquentes. Les quatre suivants sont morts très rapidement dans un état convulsif presque continuel. Enfin les deux derniers sont morts dans le coma quelques heures après la délivrance.

Ces chiffres, ce nous semble, plaident assez éloquemment en faveur de l'hérédité des convulsions chez les enfants d'épileptiques pour n'avoir pas besoin de commentaires.

IiI. — Hérédité due à une affection non convulsive des centres nerveux chez les ascendants.

Nous n'insisterons pas sur cette catégorie où rentrent évidemment les faits d'idiotie, de folie, d'imbécilité, d'arrêt du développement du cerveau. On sait que les petits enfants qui ont le malheur de naître de parents atteints d'une de ces affections, sont exposés à tout espèces de troubles, parmi lesquels les convulsions tiennent une large part.

I. — Hérédité due aux névroses simples des parents.

Tous les auteurs reconnaissent cette influence; aussi nous ne ferons que citer le *Dictionnaire* de Dechambre, où MM. Ferrand et Vidal insistent davantage sur cette variété de transmission héréditaire :

« Des enfants nés de parents atteints des névroses les plus diverses peuvent, disent-ils, en raison de la prédominance que prend chez eux la susceptibilité nerveuse, offrir facilement des troubles convulsifs. »

Les auteurs s'autorisent pour soutenir leur thèse des études de Morel sur l'altération et la transformation des névroses dans les diverses générations d'une même descendance. « Ainsi, un père atteint d'une névrose non convulsive peut donner le jour à des enfants qui seront atteints d'une névrose convulsive; l'hypochondrie peut devenir de l'hystérie ou même de l'épilepsie et vice versa. »

En résumé, tous les caractères névrosiques et même le tempérament nerveux démesurément développé, alors qu'ils existent chez les ascendants, pré-disposent les enfants aux convulsions.

Dans le *Dictionnaire* de Jaccoud, l'auteur de l'article convulsions, M. Foville, paraît faire une part moins large à l'hérédité. « L'hérédité nerveuse se « combine aux conditions d'âge pour produire une « prédisposition toute spéciale : Il est des familles « dans lesquelles aucun enfant pour ainsi dire n'é-« chappe aux convulsions; et dans d'autres au « contraire on n'en voit jamais se produire. »

C'est dans ce groupe que trouveront place naturellement les convulsions survenant si souvent chez les enfants atteints d'irritation cérébrale. Nous empruntons à une clinique de M. Jules Simon, publiée dans le *Progrès médical* du 17 juin 1882, le tableau de cet état nerveux et les quelques réflexions qu'il inspire à l'auteur touchant ses causes :

Sous le nom d'irritation cérébrale, M. Jules Simon décrit un état d'agitation continuelle chez les enfants jusqu'à l'âge de six ou sept ans; agitation ne se liant à aucun état fébrile, ni à aucune lésion cérébrale. La sensibilité de ces jeunes sujets est exagérée; les excitants cutanés, même insignifiants en apparence, peuvent produire chez eux des mouvement convulsifs. Aussi, n'est-il pas rare de voir ces enfants tomber dans des crises de convulsions sous l'influence des causes les plus diverses, physiques ou morales. La douleur, un accès accidentel de fièvre, l'émotion, la joie suffisent à provoquer une attaque éclamptique partielle ou généralisée; ces attaques peuvent être très nombreuses et la moindre influence, le froid, la chaleur, l'état électrique de l'atmosphère suffisent à les produire. Ces enfants ont parfois une intelligence très vive, mais très mobile ; parfois aussi ils sont doués d'une puissance de volonté considérable qui leur fait braver avec impassibilité la douleur et les punitions corporelles.

Tel est, résumé très succinctement, le tableau de cet état nerveux.

Quelles en sont maintenant les causes les plus fréquentes ?

A part certains cas qui reconnaissent pour origine un début de sclérose du cerveau, la micrencéphalie, la réunion trop hâtive des sutures crâniennes, les causes les plus communes sont l'hérédité, la syphilis, l'alcoolisme invétéré.

L'hérédité est très fréquente, et les maladies des parents sont l'hystérie, la folie, la démence. .

II. – Hérédité par transformation diathésique. Syphilis.

Nous avons trouvé dans Brachet l'observation suivante où l'influence de la syphilis de la mère est bien manifeste.

OBSERVATION XXXViII.

BRACHET, 1ʳᵉ édition.

Madame B... dans un commerce illégitime devint enceinte et contracta la syphilis. Un traitement bien léger fut conseillé dans les derniers mois de sa grossesse ; et encore ne le suivit-elle pas régulièrement. Elle accoucha un mois avant terme, d'une petite fille mince et délicate, mais pourtant forte et vive. On la nourrit à la teterelle, et comme elle n'avait pas de symptômes syphilitiques l'auteur ajourna le traitement. L'enfant dèvint peu à peu d'une agitation extrême, le sixième jour, les convulsions n'étaient pas douteuses. Les prises de jusquiame et de zinc les modèrent. Ophthalmie double les jours suivants, on institue le traitement anti-syphilitique. Vers le quinzième jour, exacerbation considérable des convulsions, précédant une éruption spécifique généralisée, pustules cutanées, ulcérations des muqueuses. Les convulsions persistèrent, la poitrine se prit quand l'éruption disparut; mais enfin la maladie évolua vers la guérison et les convulsions qui avaient persisté tout le temps cessèrent vers le trente-cinquième jour après la naissance. Depuis cette époque l'enfant a atteint l'âge de sept ans sans que sa santé s'altérât, elle n'a gardé qu'une vivacité extrême.

Ces convulsions n'étonneront point si l'on réfléchit à l'action particulière de la syphilis sur le système nerveux, dont elle augmente toujours l'excitabilité.

La syphilis a été la cause de l'état nerveux et n'a pu agir autrement.

Plusieurs auteurs ont placé la syphilis au nombre des causes de convulsions. On en trouve deux observations dans le *Traité de la syphilis* de Benjamin Bell, et une dans le *Traité des maladies vénériennes* de Fabre (obs. XX), elle furent guéries par le traitement de la maladie première.

Outre cette observation de Brachet : nous trouvons dans le traité de Julien sur la *syphilis*, à la page 1030, à propos des lésions du système nerveux dans la syphilis héréditaire :

On a observé des convulsions (Radcliffe),à l'âge de un mois.

« Un enfant vu par Lepileur fut pris d'accidents nerveux caractérisés par une rougeur subite de la face, des cris aigus, un renversement des yeux avec clignotements convulsifs des paupières, contraction des bras et tremblement des avant-bras, quelquefois opisthotonos, mais le plus souvent contraction successive des muscles du cou et du dos déterminant un mouvement de flexion de la tête à droite et à gauche, en même temps qu'elle tournait sur son axe. Chaque crise durait trois à quatre minutes et elles arrivèrent à se rapprocher tellement qu'on en comptait six à sept par heure. Ce qui était surtout frappant, c'était le calme dont elles étaient précédées et immédiatement suivies sans qu'il y eut aucun phénomène intermédiaire. L'attaque débutait par un cri. Un traitement à l'iodure de potassium fit disparaître ces symptômes et l'enfant, allaité par sa mère, guérit, bien que né à huit mois. »

Voici enfin une observation de M. le docteur Jules Simon, publiée par le *Progrès médical*, du 17 juillet 1882.

Un enfant naît à terme, bien constitué, sans manifestation syphilitique, d'une mère saine et d'un père en puissance du virus d'une façon intermittente. Un premier enfant était mort peu après sa naissance, de syphilis aiguë. Le second a été conçu pendant que le père suivait un traitement très-actif. D'abord très intelligent, mais très irritable pendant sa première enfance, il a fini, vers l'âge de 18 ans par perdre toute intelligence et par rester inapte à aucune espèce de travail intellectuel. Son enfance a été traversée par des convulsions très fréquentes survenant pour la moindre cause ; mais qui n'ont laissé d'autres traces de leur passage que cette infériorité intellectuelle marquée. Ainsi, après avoir eu de l'irritation cérébrale avec crises convulsives très fréquentes sans aucune espèce de paralysie, il est tombé dans la dépression mentale qui caractèrise les anciens épileptiques. L'auteur en terminant cette observation accuse la syphilis du père qui, du reste, est mort jeune d'accidents cérébraux.

L'auteur fait suivre cette observation de réflexion sur la nécessité dans ces cas là de soustraire les enfants à toute cause extérieure d'excitation. « Si un enfant déjà impressionnable, dit-il, très excitable se trouve entouré d'agents stimulants, il pourra franchir les limites du tempérament nerveux, dont les manifes. tations sont accidentelles pour entrer dans l'état névropathique que je viens de vous décrire sous le nom d'irritation cérébrale. »

L'observation précédente, la seule que l'auteur donne, bien qu'il dise en avoir plusieurs autres, nous paraît ne devoir pas laisser le moindre doute sur l'hérédité de l'irritation cérébrale d'origine syphilitique et par conséquent des convulsions qui sont une des manifestations de cet état. Peu importe, ce nous semble, l'affection dont le père était atteint, s'il est démontré que c'est à l'état morbide de ce père que l'enfant doit son état nerveux et par suite ses crises convulsives.

C'est à côté de la syphilis que prennent naturellement place les convulsions signalées par Parrot dans son ouvrage sur l'athrepsie.

« Certains troubles nerveux surviennent chez « quelques malades, dit-il, dans la période terminale de l'athrepsie. Ils sont de nature convulsive et coma- « teuse. Plus rares, mais plus graves que les sym- « ptômes décrits jusqu'à présent ils annoncent tou- « jours une mort prochaine. »

Après avoir décrit la forme comateuse il dit : « Les autres sont de nature convulsive et consistent parfois en une contraction tonique de quelques muscles, parfois en attaques épileptiformes.

Les premières coïncident avec le coma et sont limitées aux globes oculaires, strabisme le plus souvent divergent ; quelquefois momentanément remplacées par une agitation désordonnée des globes oculaires. Ces phénomènes cessent presque toujours quelques instants avant la mort.

La deuxième variété consiste dans des crises épileptiformes ; d'intensité variable, elles diffèrent en général de celles d'un autre âge. Elles n'offrent jamais la succession classique ; il y manque le stertor. Les accès sont de courte durée, les mouvements convulsifs conservent le même type : tantôt à tonicité, tantôt à clonicité dominante. Les deux modes ne s'y succèdent pas. Il n'y a pas de cri ; pas d'écume.

Ces crises ont deux caractères communs, l'insensibilité et la dilatation pupillaire qui marque d'une façon constante le début de l'accès. Les convulsions ne survenant que pendant le coma, la sensibilité cutanée est difficile à apprécier ; le caractère pathognomonique c'est la dilatation de la pupille. Parfois elle est le seul phénomène appréciable de l'attaque.

L'auteur décrit deux variétés : dans la première, il y a seulement dilatation pupillaire et cyanose des extrémités et de la face ; dans la seconde, il y a en plus du trémoussement des yeux et des mouvements fibrillaires des muscles de la face. Puis les mouvements s'accentuent à la face ; et les membres présentent tantôt un simple tressaillement, tantôt une série de petites secousses qui peuvent se généraliser et donner au mal la physionomie de l'attaque épileptique. Elles peuvent se généraliser ou rester limitées à une partie du corps. Ces convulsions sont surtout toniques aux mâchoires et aux membres. Leur nombre et leur intensité peut varier à l'infini, leur intensité augmente à mesure qu'on approche du terme fatal. Parrot ne les a jamais vues en dehors de la période comateuse qui les termine du reste au moment de la mort. Il admet l'identité de ces crises avec l'éclampsie des nouveau-nés. (Page 142-143)

Si l'athrépsie est un état morbide qui doit beaucoup à l'hérédité, comme il n'est pas douteux, comment refuser aux convulsions qui terminent la scène dans ces cas là le nom de convulsions héréditaires par athrépsie. Et si l'on admet avec Parrot que la syphilis des parents est la principale raison de cet état, à bien plus forte raison les convulsions athrépsiques rentreront-elles dans le cadre de l'hérédité.

Hérédité par transformation diathésique. Rachitisme.

La première observation où nous ayons trouvé mentionnée l'influence du rachitisme sur les convulsions est la suivante.

OBSERVATION XXXVII
Brachet, 1ᵉ édition, 1824.

Henriette B., née d'un père et d'une mère lymphatiques, apporta en naissant tous les caractères de ce tempérament.

Elle fut allaitée par sa mère. Ses parents habitaient un magasin d'une rue étroite et humide. L'enfant devint scrofuleuse.
Ganglions cervicaux, abcès froids. Les jointures se gonflè-
rent et les membres se courbèrent. Le système nerveux était
très exalté, la moindre cause agitait la petite Henriette et souvent la faisait tomber en convulsions. Bientôt, tous les deux ou
trois jours elle fut prise de convulsions générales mais sans perte de connaissance. Pendant plus d'un an aucun remède ne fut
efficace. L'auteur conseilla l'air de la campagne, le lait de chèvre et un léger cautère au bras. Les convulsions diminuè-
rent et cessèrent bientôt complètement par le séjour à la campagne. Mais les os conservèrent un tel degré de friabilité néanmoins, qu'en six mois, elle se cassa successivement, les deux
bras et une cuisse. Un second séjour à la campagne la remit, et
à l'âge de onze ans, elle est forte et grande, les déviations
osseuses ont disparu.

L'auteur dit en terminant : « chez certains scrofuleux, les
« inflammations glandulaires exaltent la sensibilité et la mo-
« tilité, et bien des fois cette exaltation va jusqu'à déter-
« miner des convulsions. »

Pour le docteur Martin jeune, ancien chirurgien en
chef de l'hospice de la Charité de Lyon, les convulsions qu'il appelle scrofuleuses seraient fréquentes,
et l'emploi du cautère donnerait dans ces cas là de
bons résultats.

C'est à l'étranger, dans les leçons d'Eustache
Smith, publiées en juillet 1882, dans le journal *The
Lancet*, que l'on trouve pour la première fois signalée
d'une façon positive, l'influence du rachitisme sur l'apparition des crises convulsives chez les enfants. « Chez
« les rachitiques, dit l'auteur, il y a une tendance
« convulsive remarquable ; et souvent des convul-

« sions surviennent pour la moindre cause, chez les
« enfants atteints de rachitisme. » Et plus loin à propos du diagnostic avec l'épilepsie, il dit encore : « On
« cherchera les signes du rachitisme, condition si
« prédisposante. »

D'autre part, on trouve dans *l'Encyclopédie inter-
nationale de chirurgie*, à l'article rachitisme. Tome I,
page 193, la même opinion. « Certains auteurs disent
« que l'éclampsie peut compliquer le rachitisme.

« Les enfants rachitiques semblent plus sujets aux
« convulsions que les enfants bien portants. On
« pourrait en rapprocher leur prédisposition au la-
« ryngisme striduleux, car il y a de l'analogie entre
« ces névroses, au point de vue même de leur essen-
« ce. » (Lewis Smith.)

C'est toujours à l'étranger que nous voyons plus
établie la croyance aux convulsions par rachitisme;
et nous signalerons à ce sujet l'ouvrage du docteur
Gowers, professeur de clinique médicale à University college. Traduit récemment par M. Albert
Carrier. Voici ce qu'il en dit, page 34 :

« Presque tous ceux qui ont observé les maladies
des enfants doivent être convaincus de la vérité de
l'opinion émise, il y a longtemps, par sir William
Jenner, et maintenant généralement acceptée, que
presque toutes les convulsions associées à la dentition sont dues, en réalité, à la condition constitution-
nelle de développement retardé que nous appelons le
rachitisme, c'est-à-dire à l'irritabilité du système nerveux qui accompagne cette condition. »

« Les autres particularités des cas que j'examine

confirment pleinement cette opinion, car beaucoup d'entre eux ont eu un retard de la dentition, ont marché tardivement ou avaient des membres tordus. »

Il croit d'ailleurs, que très souvent les enfants qui ont des convulsions dites de la dentition sont de futurs épileptiques. Dans vingt-sept cas d'épilepsie con-firmée « ayant débuté après la période de la seconde enfance, des convulsions répétées s'étaient présentées durant la période de la première dentition et étaient accompagnées, chez beaucoup d'entre eux, d'autres signes de rachitisme. »

Plus loin, lorsqu'il tente un diagnostic différen-tiel entre la crise d'épilepsie vraie et les autres con-vulsions, il est plus affirmatif encore, nous citons tex-tuellement (Page 363) :

« On peut reconnaître dans presque tous ces cas. (Il s'agit des convulsions qui surviennent chez les enfants au moment de la dentition et qu'on lui attri-bue généralement), on peut reconnaître, dit-il, la défectuosité du développement osseux appelée rachi-tisme. » Et les convulsions sont apparemment le résultat de l'irritabilité extrême du système nerveux qui accompagne cet état diathésique. Cette irritabi-lité mène à la manifestation d'attaques de laryngisme striduleux et de convulsions générales présentant tous les degrés de violence. Il est probable que, dans beaucoup de cas, ces convulsions se produisent sans qu'il y ait d'irritation périphérique distincte, puis-qu'une simple émotion ou un souffle d'air sur la figure suffisent souvent pour les produire. On les attribue généralement à la dentition en retard, à l'irritation des dents. Il n'est pas douteux que cette irritation puisse agir comme cause excitante ; mais il est certain que le retard des dents n'a pas, comme source d'irritation, la signification qu'on lui assigne habituellement : La dentition retardée fait simplement partie de l'état diathésique et n'est pas nécessairement suivie d'irritation. En conséquence, dans tous les cas où une ou plusieurs convulsions se présentent chez de jeunes enfants entre six mois et trois ans — et où les symptômes ne sont pas de nature à suggérer l'idée d'une lésion cérébrale organique, — dans tous ces cas, il faut regarder attentivement s'il y a du rachitisme, et spécialement de la déformation des côtes : on en trouve presque invariablement. Dans l'immense majorité des cas on fait cesser ces convulsions en faisant cesser l'état diathésique, par exemple en administrant l'huile de foie de n.orue et l'eau ferrée. »

Gouwers paraît rejeter presque absolument les convulsions réflexes, isolées de tout antécédent nerveux ou héréditaire prédisposant aux accès convulsifs. C'est ainsi qu'on trouve dans son ouvrage à propos de ces accidents : « La réserve doit être particulièrement grande pour les personnes qui ont une tendance héréditaire, ou qui ont souffert de convulsions dans la période de la première dentition. » Pour l'auteur ce seraient alors de véritables manifestations de l'épilepsie à son début.

Quant à celles qui succèdent à l'ingestion d'aliments indigestes « Il est douteux, dit-il, que de pareilles convulsions réflexes se produisent, excepté chez les individus qui sont prédisposés aux convulsions par un état spécial du système nerveux. » Cela peut être une tendance héréditaire ou acquise à l'épilepsie idiopathique ; et cet accès accidentel être le premier d'une longue série. Ou bien encore, un symptôme avant-coureur et précédant de quelque temps le développement d'un trouble organique commençant du cerveau et qui ne s'est encore manifesté par aucun autre symptôme. Il cite deux exemples de ce genre : le premier est celui d'une petite fille, l'âge n'est pas indiqué, qui avait joui jusque là d'une bonne santé ; un beau jour elle avale par mégarde un crayon d'ardoise. Immédiatement, crise convulsive des plus fortes pour laquelle elle entre à l'hôpital. Le crayon d'ardoise est expulsé et la crise cesse. Au bout de huit jours l'enfant n'ayant pas repris d'accès est rendue à ses parents. Mais quinze jours après on la ramène avec tous les symptômes d'une affection organique du cerveau dont elle meurt. A l'autopsie on trouva un gliôme situé sur le pont de Varole.

Le second exemple est identique ; un jeune enfant est pris à la suite de l'ingestion d'aliments indigestes d'une crise convulsive, qui reste unique d'ailleurs. Renvoyé comme guéri, il ne tarde pas à rentrer avec tous les signes d'une méningite tuberculeuse à laquelle il succomba.

« Chez ces malades, dit le professeur de *University college,* avant que la maladie cérébrale primitive eût causé d'autres symptômes, elle produisait une irritation si grande des centres nerveux, qu'une légère excitation amenait une crise convulsive. »

D'où la nécessité de ne pas poser trop tôt le diagnostic d'éclampsie infantile purement réflexe ; mais de suivre les malades après leur sortie de l'hôpital. Si la petite fille qui avait avalé un crayon d'ardoise fût morte chez elle, ou bien dans un autre hôpital, elle passait bien à tort, pour un cas curieux d'éclampsie réflexe, tandis qu'elle rentre dans la catégorie des convulsions symptomatiques.

On voit que l'auteur anglais ne paraît pas disposé à admettre les convulsions purement réflexes. Son opinion est catégorique à ce sujet et en contradiction flagrante avec celle des deux auteurs américains Megs and Peppers. Ces auteurs disent en effet, que ce n'est pas tant une constitution faible et délicate ; mais plutôt un tempérament susceptible, irritable et nerveux lié, souvent, à une constitution robuste, qui y prédispose. Sur treize enfants dont la constitution est notée, neuf paraissaient vigoureux. Il est en effet généralement admis en France, qu'un enfant vigoureux et exempt de rachitisme, n'est point par cela même à l'abri des convulsions. Nous ne partageons nullement l'opinion du savant médecin de *University college*, et si nous l'avons rapportée, c'est seulement pour servir d'appoint aux idées que nous soutenons.

Pour nous, s'il est incontestable, comme le disent les Américains, que le rachitisme constitue une prédisposition aux crises convulsives, nous nous hâterons d'attribuer ces faits à l'hérédité ; comme nous lui attribuons les faits semblables survenant chez un fils d'alcoolique, de syphilitique, etc ; mais rien de plus. Et parce que le rachitisme prédispose aux convulsions, il ne s'en suit pas que tout sujet atteint de convulsions soit rachitique.

Le rachitisme crée une prédisposition du système nerveux aux convulsions; le rachitisme est un état éminemment transmissible par hérédité, donc, lorsque des convulsions surviendront chez un rachitique, nous croyons qu'on devra les ranger dans la classe des convulsions héréditaires.

Mais de là à nier d'une façon presque absolue, comme le fait Gowers, l'existence de convulsions purement réflexes, il y a loin et nous n'avons jamais songé à le faire.

Alcoolisme.

L'influence de l'alcoolisme chez les parents paraît établie d'une façon plus complète, et le fait se conçoit aisément si l'on songe à l'influence considérable de l'alcool sur le système nerveux.

Nous nous bornerons à rapporter l'observation que le docteur Archambault a citée dans le *Progrès médical*, 1878, page 594, observation qui nous paraît concluante :

« J'ai vu, dit-il, trois enfants sur quatre, nés d'une femme qui avait la triste habitude de boire, être atteints de convulsions pendant qu'elle les allaitait. Etait-ce dans ce cas à la prédisposition héréditaire seule ou aux mauvaises conditions de l'allaitement qu'il fallait rapporter les phénomènes convulsifs? Une particularité tendrait à incriminer l'allaitement, c'est que, sur mon conseil, cette femme ayant mis, pour d'autres raisons que la crainte des convulsions, un quatrième enfant en nourrice, celui-là seul n'eut pas de convulsions. Je vous livre cette observation pour ce qu'elle vaut, ajoute l'auteur, car je sais bien que si l'alcoolisme maternel a permis le libre et plein développement de l'enfant pendant la période intra-utérine, il est étrange que par la voie de l'allaitement, il ait eu la conséquence que j'ai supposée. »

Un peu plus loin l'auteur affirme que l'alcoolisme des parents paraît prédisposer les enfants aux convulsions.

Dans ses leçons, publiées par la *Gazette des Hôpitaux*, mai 1882, M. le docteur Jules Simon revient encore sur l'alcoolisme des parents, comme cause prédisposante pour les convulsions chez les petits enfants.

Tranformation diathésique.

Ainsi nous avons vu que l'influence de l'hérédité est plus étendue que l'on ne croit. Non seulement, comme tous les auteurs le mentionnent en quelques lignes, les convulsions peuvent provenir d'un état nerveux transmis par les parents; mais cette influence de l'hérédité, pour n'être pas d'origine nerveuse dans nombre de cas, n'en est pas moins évidente.

L'alcoolisme, par exemple, des ascendants produit chez le jeune enfant un état particulier du système nerveux qui le rend beaucoup plus apte aux convulsions.

A l'étranger au moins, on n'hésite pas à rattacher

à l'influence du rachitisme une prédisposition particulière avec tendance convulsive. Cette prédisposition, nous la rangeons catégoriquement dans l'hérédité, le rachitisme reconnaissant le plus souvent
comme cause l'hérédité, sinon toujours le rachitisme
lui-même, au moins un état particulier de dégénérescence chez les ascendants.

La syphilis, ce type des affections transmissibles
par l'hérédité, n'a-t-elle pas, au moins dans la part
que lui attribue Parrot à la production de l'athrépsie,
le droit de rentrer en ligne de compte dans l'énumération des convulsions héréditaires.

Nous avons vu que M. Jules Simon a créé tout
une classe de convulsions, celles qui sont dues à l'irritation cérébrale, qui ne reconnaissent pas d'autre
origine que la transmission héréditaire de cet état
nerveux.

Nous ne voudrions pas forcer les analogies; mais il
nous semble qu'un simple raisonnement peut faire
rentrer dans notre sujet, tout une grande classe de
convulsions, dites symptomatiques d'une affection
cérébrale due à l'hérédité (tuberculose par exemple),
car on peut bien dire que si ces petits sujets n'avaient
pas eu le malheur d'hériter de l'affection tuberculeuse, ils n'auraient pas eu de convulsions.

En dehors même de ces cas où les convulsions se
montrent comme symptômes d'une affection que l'on
peut rattacher à l'hérédité, nous croyons qu'il peut
exister des cas où la diathèse se manifestera de la
sorte.

Nous voyons en effet, que nombre d'auteurs n'hésitent pas à admettre cette transformation des diathèses.

C'est ainsi, qu'on lit dans l'article hérédité, publié dans le *Dictionnaire* de Jaccoud, par le savant spécialiste le Docteur Voisin : « L'hérédité de métamor-
« phose, a été étudiée par Moreau de Tours et Gin-
« trac. Tous deux n'hésitent pas à déclarer que
« les altérations organiques diverses donnent lieu à
« des maladies nerveuses ; et que toutes les dia-
« thèses peuvent être cause de névropathies. Lucas
« a cité à ce sujet un certain nombre d'observations
« de maladies du système nerveux chez des enfants
« de scrofuleux et de rachitiques. »

Plus récemment le professeur Grasset, dans son article *Diathèse* du *Dictionnaire* de Dechambre, paraît encore plus explicite :

« Il y a des névroses de nature tuberculeuse, dit-il.
« En envisageant cette maladie à travers les
« diverses générations des familles où elle est éta-
« blie, on voit clairement l'hystérie, l'hypochon-
« drie, l'aliénation mentale et d'autres névroses
« manifester la diathèse pendant un certain temps de
« la vie d'un sujet ou chez les divers membres d'une
« génération ; les lésions phtisiques reparaissant
« avant et après les névroses, dans la chaîne hérédi-
« taire, et rétablissant ainsi la filiation et la parenté
« de tous les accidents aux yeux des moins clair-
« voyants. »

« On a prétendu, dit-il, pour citer un exemple,
« qu'il y a antagonisme entre l'hystérie et la tuber-
« culose : c'est une erreur d'interprétation, mais

« qui a un point de départ clinique assez exact.
« On voit souvent des enfants de race tuberculeuse
« échapper à la phtisie pulmonaire parce qu'ils sont
« hystériques, ou tant qu'ils sont hystériques :
« leurs enfants sont phtisiques à leur tour, ou eux-
« mêmes le deviennent quand l'hystérie a cédé. Ce
« n'est pas qu'il y ait antagonisme entre l'hystérie
« et la tuberculose ; c'est simplement que l'hystérie
« est chez certains la manifestation de la diathèse.
« Alors la manifestation pulmonaire ne se produit
« pas, tant que la manifestation névrosique évolue. »

« C'est pour nous un véritable dogme clinique que
« d'admettre la possibilité pour les diathèses de se
« manifester par des névroses. »

« Pour nous, les névroses sont très souvent, je
« pourrais même dire toujours, des manifestations
« diathésiques. »

Et plus loin, page 251 : « La maladie de Laennec
« peut se traduire uniquement par des névroses, hys-
« térie, aliénation mentale, dans lesquelles les tuber-
« cules n'ont rien à voir. »

Nous nous croyons assez solidement appuyé, par
l'autorité des deux savants auteurs que nous venons
de citer, pour admettre avec eux cette transformation.
Et si toutes les diathèses peuvent se manifester par
des névroses, comment ne pas admettre que les
convulsions puissent être dans le jeune âge, chez ces
enfants prédisposés, la première manifestation de
l'état nerveux qui, plus tard, remplacera plus ou
moins la diathèse des ascendants.

Le professeur Bohn publia, en 1870, dans les

archives für Kinderheilkund, la statistique suivante, à propos de l'influence de l'impaludisme sur le développement des convulsions chez les enfants : « Sur plusieurs centaines de fièvres intermittentes que j'ai observées chez les enfants, il y a seize cas de convulsions. Douze garçons et quatre filles. « Deux cas ont récidivé quatre semaines après, avec des convulsions. Le plus grand nombre de ces cas de convulsions s'est produit de deux à cinq ans.

« Tous ces cas venaient d'un pays fiévreux, de la campagne : ils s'étaient montrés par groupes dans une même année, en sorte que, à côté de la prédisposition individuelle il faut admettre l'influence épidémique.

« Les mouvements cloniques s'étendaient à tout le corps et le summum de l'attaque correspondait le plus souvent au stade de chaleur, rarement au stade de froid. Les crises accompagnaient à peu près toujours le premier accès fébrile ; seulement quelquefois, le deuxième ou le troisième. Le type était souvent tierce, rarement quotidien. Plusieurs enfants étaient prédisposés et souvent auparavant, dans d'autres maladies aiguës, ils avaient été atteints de pareils accès. Deux fillettes, l'une de deux ans 1/2, l'autre de cinq, moururent à la première attaque de convulsions.

« Trousseau a recherché la cause des convulsions initiales dans les maladies fébriles. D'après lui, elles peuvent se montrer dans toutes les maladies, même celles qui débutent par un frisson. Pour lui, le frisson lui-même est une véritable attaque d'éclampsie et il dit : Il se traduit par le claquement des dents, déter-

miné par la contraction et le relâchement alternatifs,
plus ou moins rapides des muscles élévateurs du
maxillaire inférieur, contractions involontaires et violentes : or, vous le savez, c'est là même la définition de
la convulsion... Ce sont de véritables accès d'éclampsie continus, moins les phénomènes cérébraux. »

Contre cette explication dont la simplicité seule
pouvait séduire, dit le docteur Bohn, il y a ce fait :
que les convulsions coïncident rarement d'une façon
exacte avec le frisson ; mais avec le stade de chaleur.

Hérédité fœtale.

Nous comprendrons dans ce chapitre :

1º La consanguinité ;

2º Certains états aigus au moment de la conception ainsi que les influences qui se sont exercées pendant toute la grossesse ;

3º L'influence du lait.

Barrier dans son ouvrage, paru en 1861, admet une
prédisposition convulsive : « cette prédisposition est
souvent congénitale et héréditaire. »... Elle peut
être acquise soit pendant la vie intra-utérine, par le
fait des causes propres à produire la surexcitation
nerveuse et qui agissent sur la mère pendant la grossesse, et parmi ces causes il cite les chagrins et toute
espèce d'émotion vive ; soit après la naissance. Elle
est alors le résultat d'une éducation physique et morale
mal dirigée. Pour la produire, il faut en général le con-
cours de deux ordres de causes, les unes tendant à

affaiblir la constitution, à appauvrir le sang, les autres à surexciter le système nerveux et à augmenter sa prépondérance déjà si manifeste dans le jeune âge.

Consanguinité.

Une question nous semble se poser, en abordant ce chapitre de l'hérédité fœtale, c'est celle de la consanguinité, qui, si elle a une influence par elle-même en dehors des autres lois de l'hérédité, serait le type de l'hérédité fœtale. Malgré les beaux travaux de médecins connus, tels que : Devay à Lyon, Mitchell en Angleterre et beaucoup d'autres, l'opinion actuelle ne semble pas très disposée à admettre leurs conclusions. Mitchell lui-même, qui a exploré et fait des recherches minutieuses sur ce sujet, dans un certain nombre des petites îles du nord de l'Écosse, avoue, en terminant, qu'il s'attendait à trouver des chiffres plus tristement éloquents en faveur de sa thèse.

C'est l'opinion des deux savants auteurs des articles « *Consanguinité* » des grands dictionnaires encyclopédiques, MM. Lacassagne et Gallard, qu'on doit considérer comme non fondée, l'opinion des médecins qui ont soutenu que le fait seul des unions entre parents rapprochés constituait une prédisposition pour les enfants, soit aux affections du système nerveux, soit aux déformations physiques.

Morel, de St-Yon, dans une communication faite au congrès de Lyon en 1864, a donné le résumé de ses recherches.

Pour lui, il faudrait distinguer deux cas absolument différents : la consanguinité pure, celle où il n'y a absolument aucune influence morbide d'aucun côté, et celle au contraire, qu'il appelle morbide, c'est-à-dire où l'un des deux consanguins ou les deux à la fois sont entachés d'une diathèse ou d'un état morbide quelconque : Dans le premier cas, la consanguinité serait favorable et produirait des effets heureux; dans le second, il faut accuser l'hérédité qui se multiplie par superposition pour ainsi dire, « en accumulant dans les descendants les vices héréditaires des deux familles. » Il est important aussi de ne pas négliger des causes telles que des excès de tout genre et des travaux pénibles chez des ascendants, qui à part cela étaient sains.

Falret les apprécie ainsi : « Ces influences générales, après avoir frappé d'une manière bénigne le système nerveux des ascendants, voient leurs effets s'aggraver par l'hérédité en s'accumulant. Dans le domaine du système nerveux et au moral, on passe ainsi successivement des maladies purement nerveuses, telles que l'hystérie, l'épilepsie, l'hypochondrie ou les névroses protéiformes, aux altérations morbides du caractère, aux mauvais penchants nativement ou maladivement exagérés, c'est-à-dire, aux diverses variétés de la folie morale et instinctive, etc. »

Aussi, après avoir longuement discuté la question dans son article, M. le professeur Lacassagne, conclut-il que : « La plupart des accidents ou des infirmités consécutives à des mariages consanguins s'expliquent par les lois de l'hérédité morbide; il est bien difficile de comprendre certains phénomènes par le fait seul de la consanguinité, *ipso facto ;* quelle que soit l'interprétation il faut admettre des modifications du système nerveux. »

Bergeron (Article allaitement du *Dictionnaire* de Dechambre par Jacquemier) aurait vu deux cas d'enfants issus d'un mariage consanguin et qui eurent des crises convulsives ; mais elles cessèrent par le changement de nourrice. On ne saurait ce nous semble, incriminer dans ce cas la consanguinité plutôt que l'influence du lait des premières nourrices, puisque les crises ne se sont pas renouvelées lorsque l'élément nutritif a été modifié.

Nous avons d'autant plus de tendance du reste, à admettre la conclusion du savant professeur de médecine légale de notre faculté, que ses idées sont absolument conformes à notre thèse puisqu'il cherche à innocenter la consanguinité pour accuser l'hérédité.

**Transmission d'états morbides au moment de la conception.
Faits expérimentaux.**

Les belles expériences de Brown-Séquard sur la production de l'épilepsie chez les cobayes et sur la transmission par hérédité de cette épilepsie provoquée, permettraient, ce nous semble, de tirer des conclusions qui, pour n'avoir pas encore reçu chez l'homme la sanction de l'observation clinique, n'en

paraissent pas moins, jusqu'à un certain point, ra-
tionnelles.

« Il y a actuellement, dit Brown-Séquard (*Gazette hebdomadaire*, 1882, page 192) au Collège de
France plus de 150 animaux présentant des manifestations héréditaires ayant pour point de départ dés
lésions accidentelles chez les ascendants. »

Et plus récemment, on trouve dans un travail de
MM. François Franck et Pitres, paru dans les *Archi·
ves de Physiologie*, Juillet et Août 83, travail intitulé :
*Recherches expérimentales et critiques sur les con-
vulsions épileptiformes d'origine corticale* — les
renseignements suivants, à propos de la transmission
héréditaire des lésions produites accidentellement
chez les cobayes. Luigi Luciani, à l'hôpital de Reggio
a constaté le fait suivant : Une chienne opérée depuis
treize mois fut couverte par un chien opéré depuis
trois mois. Les animaux n'avaient pas encore eu
d'attaque épileptiforme. La chienne eut huit petits
dont cinq présentèrent, à l'âge de un mois et à quelques jours d'intervalle, les uns après les autres, des
accès épileptiques bien caractérisés avec salivation et
convulsions généralisées des quatre membres. Ils
moururent tous à la suite d'accès sub-intrants.
A l'autopsie on ne trouva pas d'anomalie des circonvolutions.

Nous retiendrons seulement de cette observation
que les animaux opérés, bien que n'ayant pas encore
eu de crise convulsive ont été aptes à procréer des
petits dont le système nerveux gardait une trace manifeste de l'opération subie par leurs ascendants.

Pourquoi n'admettrait-on pas alors, concluant des animaux à l'homme, que certains états pathologiques du système nerveux, accidentels, mais ayant duré assez longtemps pour avoir amené une modification plus ou moins passagère de la structure intime du tissu nerveux, seraient capables de produire chez les descendants, conçus pendant que cette modification persistait, un certain état de nervosisme, qui serait alors héréditaire et créerait une prédisposition aux convulsions.

Il n'y aurait rien là de plus extraordinaire ni de plus mystérieux que l'influence pourtant admise généralement de l'état d'ivresse chez l'un des conjoints au moment de la conception.

On sait que nombre d'auteurs admettent la transmission par l'hérédité de la plupart des états morbides acquis durant la vie des ascendants.

Parmi ces états morbides il nous semble que certains nevromes douloureux des blessures de nerfs, des compressions douloureuses par des esquilles, voire même certains moignons douloureux, ou des névrites d'ordre divers, devraient rentrer dans cette catégorie. Ce sont des recherches que nous n'avons pu entreprendre, dont nous n'avons trouvé la trace nulle part, mais qui promettent d'être intéressantes et permettraient d'étendre encore le champ de l'hérédité convulsive.

Et si nous concluons du physique au moral, conclusion qui paraît rationnelle quand il s'agit du système nerveux si directement influencé par les variations morales, pourquoi ne pas accorder un rôle à l'hérédité dans toutes ces observations où sont incriminés les chagrins, les émotions fortes et variées éprouvées par la mère pendant toute la période de gestation.

Alcoolisme aigu au moment de la conception.

L'influence de l'alcoolisme, même aigu, chez les parents, au moment de la conception, est de croyance ancienne.

A Carthage, une loi défendait tout autre boisson que l'eau, le jour de la cohabitation maritale. Hippocrate en a signalé les effets (t. VIII, p. 5o1, tr. Littré). Amyot dit, expressément, l'ivrogne n'engendre rien qui vaille. Pour Bacon, beaucoup d'idiots et d'imbéciles sont nés de parents ivrognes. Darwin, dans sa *Zoonomie*, étend jusqu'à la troisième génération la transmissibilité héréditaire des maladies produites par l'abus des spiritueux. Et ces maladies s'aggravent, dit-il, si la cause persiste, jusqu'à l'extinction de la famille. Pour Roesch, Mason Cox, Lippich, Friedrich, les enfants sont disposés aux congestions encéphaliques, à l'hydrocéphalie, à l'idiotisme, à la démence même. Suivant Bruhl Cramer, l'ivrognerie du père a plus d'influence que celle de la mère.

Demeaux, en 186o, dans une note envoyée à l'Académie des sciences, signale l'ivresse des parents au moment de la conception comme pouvant causer chez les enfants l'épilepsie, l'idiotie, des paralysies congénitales. Le 29 octobre de la même année, Dehaut cite deux faits à l'appui de cette opinion.

Enfin, le 10 décembre, Vougier, de Strasbourg, rapporte deux nouvelles observations. Et Demeaux, lui-même, cite un fait d'arrêt de développement de l'encéphale d'un fœtus conçu en état d'ivresse.

L'individu qui hérite de l'alcoolisme, dit M. Lancereaux à qui nous avons emprunté ces détails, a le sceau de la dégénérescence qui se manifeste par des troubles nerveux. Enfant, il est exposé aux convulsions; il est idiot ou imbécile. Adulte, il peut avoir des convulsions épileptiformes.

Nous retiendrons seulement que, pour l'auteur, l'alcoolisme aigu, chez un des parents au moment de la conception, peut être une cause de convulsion chez les enfants.

C'est, du reste, l'avis des auteurs de l'article convulsion du *Dictionnaire* de Dechambre, MM. Ferrand et Vidal, qui ne doutent pas de la réalité de cette influence.

Influences d'états morbides qui se sont passés pendant la grossesse.
Emotions morales pendant la grossesse.

OBSERVATION
de Brachet

Mme Guitton devint enceinte pour la deuxième fois à la fin du printemps de 1822. Sa grossesse fut traversée par les trois accidents suivants : Au mois de juin, elle tomba dans la Saône; deux mois plus tard, elle versa avec sa voiture; enfin, elle éprouva une maladie assez grave. Elle accoucha heureu-

sement au commencement de février. Enfant très faible qu'on
a toutes les peines du monde à nourrir.

Au bout d'une quinzaine de jours, elle s'agite, crie, est prise
de mouvements convulsifs irréguliers qui se renouvellent à
tout instant. Abdomen douloureux, diarrhée, vomissements.
Pouls vite et serré, mais régulier ; mélange de jusquiame et
oxyde de zinc. Peu à peu les mouvements convulsifs cessent
la nuit ; la diarrhée cesse, l'appétit revient ; mais toutes les
fois qu'on la lève, elle s'agite convulsivement, pour ne s'apaiser que lorsqu'on la recouche. Quelques jours après, elle a
une crise. Torpeur, figure colorée, yeux ouverts et hébétés,
immobilité qui cesse spontanément. Cinq jours après, encore
une crise plus faible et semblable. L'enfant va bien depuis
lors, mais est douée d'une excitabilité nerveuse considérable.
Pour la moindre cause elle tressaille et paraît menacée de
convulsions.

L'auteur ajoute : « Il reste bien évident que cette
enfant a dû aux accidents de sa mère, aux frayeurs
et aux révolutions qu'elle a éprouvées, cette faiblesse
et la disposition aux convulsions qu'elle a apportées
en naissant, et qui, je n'en doute point, influenceront
sa vie entière. Les convulsions ont été connées, c'est-
à-dire, contractées dans le sein de la mère. »

Lactation.

A propos de l'influence du lait sur le développement des crises convulsives chez les enfants, Brachet
cite deux observations. L'observation V : Privation
d'abord, puis mauvaise qualité du lait d'une nourrice
réglée. Au sevrage, tout cesse. La seconde observation est le n° XXXI où un enfant fut pris de secous-

ses convulsives après avoir teté le lait d'une nourrice qui venait de prendre un accès de fureur. L'auteur cite plusieurs cas rapportés par Bœrhave, Albinus, Baumès et Sommer.

Nous ne citons que pour mémoire cette observation, que nous rapprocherons du fait de Underwood où le lait de la mère fut influencé par une frayeur subite : Une dame à côté de laquelle elle se trouvait tomba frappée de mort subite ; vive émotion ressentie par la mère. Le bébé qu'elle portait entre ses bras se met à crier à ce moment, la mère, pour le calmer, lui donne le sein et une heure après il est pris d'une crise convulsive à la suite de laquelle il reste dans le coma pendant 36 heures.

A côté de ce fait ne peut-on pas ranger le cas cité par Guersant, où un nourrisson était pris de crises éclamptiques, toutes les fois que sa mère, jeune femme fort impressionnable, lui donnait le sein après s'être livrée au coït ? Dans ce dernier cas on pourrait croire à une susceptibilité particulière de la part de l'enfant, puisque l'auteur dit expressement que la mère était douée d'une excitabilité nerveuse considérable.

Ce ne sont là encore que des faits de trouble passager survenu dans la qualité du lait, si tant est que l'on puisse expliquer ainsi ces crises convulsives. Mais nous voici arrivé à une autre série d'observations où l'influence du lait n'est pas moins évidente et tient alors à une cause plus permanente, je veux parler des observations de nourrices alcooliques, ou s'adonnant à des boissons alcooliques.

Les observations ne manquent pas.

Pour Gerhardt c'est un fait constant que l'influence de l'alcool sur les centres nerveux de l'enfant a été trop négligée. Il parle surtout de l'eau-de-vie et n'entend s'occuper que des cas d'ivresse passagère. En Silésie, dit-il, y compris la capitale Breslau, où le schnaps est la boisson habituelle du peuple, même des femmes, on a toutes les années l'occasion d'observer un cas ou deux où l'ivrognerie de la nourrice constitue le plus grand danger pour la mère.

Je me souviens d'un cas (Mars 1877) où, dans la famille d'un riche négociant, le nourrisson souffrit de vives coliques sans qu'on pût en trouver la cause ; durant huit jours il eut de violents accès éclamptiques sans qu'on fût plus heureux pour en découvrir l'origine. — Enfin un soir, pendant que la nourrice donnait le sein à l'enfant, on trouva une bouteille d'eau-de-vie cachée sous le matelas. La nourrice fut chassée, et coliques et crises cessèrent pour ne plus se renouveler.

L'absorption de l'eau-de-vie ne constitue pas une raison nécessaire, comme le prouve le fait bien connu publié par Vernay, dans le *Lyon Médical* de 1872, p. 440, le voici en résumé : Un enfant né au huitième mois, d'abord allaité au biberon, est confié à une nourrice au bout d'une quinzaine de jours. Pesé tous les quinze jours, il augmente de trois cents grammes dans le premier mois, de mille dix dans le deuxième, dont quatre cent soixante pendant la quatrième quinzaine, époque où les crises ont débuté. Vers le milieu du second mois apparaissent des symptômes d'hyperesthésie généralisée, d'excitabilité très grande. Bientôt surviennent des accès convulsifs avec prédominance de la période tonique allant en se rapprochant et en augmentant.

Après une courte agitation l'enfant se raidit dans tout le corps, la tête se tourne lentement vers l'épaule droite ; la figure s'injecte de sang, se cyanose. Alors la face se tourne à gauche et soudain l'enfant crie comme de douleur ou d'effroi, pendant une demi-minute.

La période de contractions cloniques est caractérisée, chez notre petit malade, par des contractions très rapides de tout le corps. Tous les muscles de la face y participent ; la bouche entr'ouverte laisse voir le tremblement de la langue ; ces contractions légères ressemblaient plutôt à un tremblement. La face était pâle, la respiration suspendue ; cependant, à la fin de la crise, l'enfant eut besoin de faire plusieurs grandes inspirations. Cette période clonique dura une minute ; dans d'autres accès l'auteur l'a vu durer jusqu'à cinq minutes.

L'auteur élimine successivement toutes les causes connues d'éclampsie.

Au bout de cinq jours, la nourrice interrogée sévèrement avoue qu'elle boit de huit à dix verres de vin pur par jour.

On fait cesser l'allaitement pendant six jours : les crises continuent pendant les cinq premiers ; mais le sixième tout est terminé.

L'auteur n'a trouvé l'alcoolisme mentionné que dans le *Dictionnaire encyclopédique des sciences médicales*, à l'article alcoolisme où Carpenter dit : « Pendant la lactation, l'usage de ces liqueurs est dangereux, sinon pour la mère, du moins pour l'enfant, en produisant chez lui des dérangements des organes digestifs et des convulsions. Il résulte des observations du docteur North (*Pratical observation of the convulsions of the enfants*), que des accidents de ce genre ont guéri par le changement de nourrice.

Le docteur Vernay ne doute pas que le lait chez une nourrice alcoolisée contienne autant d'alcool que le sang et les liquides de sécrétion. Or, le sang en contient, 4 grammes sur 450. Le cerveau, 4 grammes sur 350 ; le foie 4 grammes sur 300.

En terminant il exprime le regret de ne pas connaître la durée de l'élimination de l'alcool. Dans le cas présent, dit-il, entre le temps où le petit malade a refusé le sein et celui où les convulsions cessèrent tout à fait, il s'écoula juste une semaine, d'où l'on peut conclure que ce temps suffit à l'élimination.

Depuis l'observation du docteur Vernay la question ne paraît pas s'être résolue d'une façon définitive dans un sens ou dans l'autre. C'est ainsi que l'on trouve dans le *Dictionnaire* de Dechambre, à l'article lait, de M. Beaugrand, l'opinion suivante : L'alcool paraît tout-à-fait réfractaire (ne passe pas dans le lait). M. Lewald n'a pu le reconnaître chez une chèvre à laquelle il avait fait prendre de l'eau-de-vie ; et cependant quelques personnes ont prétendu (Marchand) que des signes d'ivresse s'étaient manifestés chez des enfants dont les nourrices avaient pris une certaine quantité d'alcooliques.

D'autre part on trouve dans le *Dictionnaire* de Jaccoud, à la page 76, article lait, de M. Duquesnel, la réflexion suivante : « On cite l'observation de nourrices qui absorbaient de l'alcool et dont le lait se chargeait d'une assez grande quantité de ce principe pour avoir une action marquée sur le nourrisson. « (Charpentier.)

Tillner, de Saint-Pétersbourg, dans un article publié dans la *Gazette des Hôpitaux*, 1856 : *Des convulsions chez les enfants considérées au point de vue étiologique,* avait rangé les faits de ce genre parmi les convulsions qui proviennent d'un état pathologique du sang. A côté des intoxications par médicaments, nous trouvons la classe des intoxications par le lait maternel, altéré par l'abus des spiritueux ou par des émotions trop vives.

Pour la seconde partie de sa proposition nous ne ferons pas d'objections ; mais pour les cas où les parents sont manifestement alcooliques, nous avons vu qu'il y a autre chose qu'une intoxication par le lait. Et il nous semble que si l'alcool exerce sur le système nerveux des parents l'influence et les modifications si considérables que l'on connaît, on peut bien admettre rationnellement que le produit de la conception, soumis aussi pendant tout le temps de la lactation à cette influence plus ou moins indirectement, doit en garder quelque chose. Ce quelque chose c'est l'hyperexcitabilité du système nerveux et la tendance aux convulsions.

MM. Ferrand et Vidal soutiennent la même opinion, dans l'article convulsion page 266 du *Dictionnaire* de Dechambre. Ils ne doutent pas de la présence de l'alcool dans le lait d'une nourrice qui s'alcoolise.

Fait qui se comprend si l'on songe aux voies d'élimination offertes à l'alcool par les glandes en général, et par suite, à la présence de cet agent dans le lait de la nourrice.

On voit que les opinions sont partagées.

Les articles des grands dictionnaires encyclopédiques sur l'alcool ne font mention ni l'un, ni l'autre de la glande mammaire comme servant chez la nourrice à l'élimination de l'alcool, néanmoins, puisqu'ils admettent que les glandes en général servent d'émonctoire à cet agent morbide, on peut admettre que la glande mammaire n'échappe pas à la loi.

CHAPITRE III

Observations inédites

OBSERVATION N° I

Mère hystérique. — Père en proie à des crises nerveuses.
Deux enfants, sur trois, atteints de convulsions.

Mʳ et Mᵐᵉ V..., — sont tous les deux de constitution très
vigoureuse; madame V.. a eu plusieurs fois des manifestations d'hystérie convulsive, qui se sont surtout produites au
cours d'une légère affection utérine. M. V... a été sujet pendant deux ans, à l'âge de 26 ans, à des étourdissements,
assez fréquents, survenant brusquement, sans cause appréciable, l'une de ces crises fut assez violente et assez soudaine,
pour amener une chute de l'impériale d'une voiture publique.
Ces crises ont cédées à l'usage du bromure de potassium, uni
à l'emploi des préparations martiales.

L'aîné des enfants des époux V..., d'ailleurs t.ès vigoureuse-
ment constitué, a succombé pendant une crise de convulsions
provoquées par l'évolution dentaire, à l'âge de 18 mois ; à la
suite d'un bain de moutarde administré dans le but d'apaiser
la crise.

Appelé trois ans, plus tard auprès d'un second enfant de
Madame V..., affecté de convulsions, au moment de l'éruption
des canines ; j'incisai la gencive et la convulsion céda assez
facilement à l'emploi du chloroforme en inhalation et d'une
potion composée de sirop d'éther et d'extrait de belladone.

Un troisième enfant de Madame V... n'a jamais été atteint
d'accidents convulsifs.

Dans cette observation, l'origine héréditaire nous
paraît indiscutable, puisque la mère a eu des phénomènes hystériformes et que le père a souffert pendant
quelque temps de crises, dont la nature, quelle qu'elle
soit, doit évidemment être rattachée à une affection
des centres nerveux.

Nous ferons remarquer, en outre, l'influence nocive
qu'a eu dans ce cas le bain de moutarde, et nous pro-
fiterons de l'occasion, pour proscrire d'une façon absolue dans le traitement de la crise elle-même, les
excitants cutanés de quelque nature qu'ils soient.
(Moutarde en bains ou en applications, vésicatoires,
etc.)

OBSERVATION II

Susceptibilité nerveuse considérable de la mère ; forceps au détroit
inférieur ; crises convulsives.

En 1872, je fus appelé par le docteur Lereboulet, au camp
de Sathonay, auprès d'une jeune femme de vingt-deux ans,

primipare, et aux douleurs depuis trente-six heures environ.
Le cas était des plus simples, une application de forceps, au
détroit iuférieur amena un enfant bien constitué, un peu con-
gestionné, mais dont le cri ne se fit pas attendre au delà de
quelques secondes.

Le soir même de l'accouchement, on vint me chercher en
toute hâte; le nouveau-né avait été pris de convulsions cloniques se renouvelant tout les quarts d'heure avec une intensité effrayante. Je me bornai à faire respirer du chloroforme
au petit malade chaque fois que la crise se renouvelait. Le
lendemain les crises étaient plus espacées mais elles se renou-
velaient cependant par le seul fait de la déglutition, quelquefois même spontanément.

Le troisième jour après la naissance, les convulsions
avaient complètement disparu, l'enfant prenait le sein
sans difficulté. Un an après, je pus constater en vaccinant
cette petite fille, qu'elle jouissait d'une santé parfaite. Je n'ai
malheureusement pas eu de ses nouvelles depuis.

La mère de cette enfant, était d'une susceptibilité nerveuse
exagérée; un vaginisme très rebelle, qui finit cependant
par guérir, fut chez elle, le point de départ d'accidents hystériformes très manifestes.

On pourrait se demander dans ce cas, si les convulsions ne reconnaissent pas pour cause, soit la compression de la tête par le forceps comme certains auteurs le prétendent (Dugès *Mémoire de l'académie de
médecine de Paris*, 1833), soit le léger degré d'asphyxie constatée à la naissance. Nous ferons remarquer à ce propos, que l'application a été faite au détroit
inférieur, ce qui n'exige pas une traction bien forte,
et n'entraîne pas, par conséquent, une compression considérable de la tête; du reste, il n'est pas dit
dans l'observation, que l'enfant portât des traces de

compression. Si donc, la surface cutanée n'a pas été trop fortement comprimée, à plus forte raison les parties situées plus profondément.

Pour ce qui est de la seconde hypothèse, celle qui attribuerait ces convulsions à l'asphyxie il est dit dans l'observation, que le cri de l'enfant ne se fit pas attendre au delà de quelques secondes, par conséquent si l'asphyxie a existé à un certain degré, ce degré n'a pas été considérable puisque on ne dit même pas qu'on ait été obligé d'employer de moyens spéciaux, flagellation, ou bain chaud, etc., pour rappeler l'enfant à la vie.

Quoiqu'il en soit, et en admettant même que ces deux causes aient pu agir, il est nécessaire croyons-nous d'invoquer en outre la prédisposition héréditaire qui est évidente. Que d'enfants en effet, viennent au monde après une application de forceps souvent beaucoup plus pénible et un travail bien plus long, partant avec un degré d'asphyxie bien plus considérable, qui, pour n'être pas nés de parents nerveux, ne présentent pas l'ombre de manifestations convulsives.

Nous signalerons également dans cette observation, un second point fort intéressant à noter, au point de vue clinique, je veux parler des fortes doses de chloroforme que l'on fit absorber impunément au petit malade.

Ce fait concorde bien avec les idées que M. Arloing expose dans sa thèse de doctorat. Lyon 1879. A savoir, que les jeunes animaux, entre autres les jeunes chats sont moins susceptibles que les adultes à l'influence du chloroforme, tandis que pour l'éther c'est le contraire qui a lieu.

M. Arloing prend quatre jeunes chats de quelques jours, de deux portées différentes, il administre l'éther à un chat de chaque portée et le chloroforme à l'autre. Les deux qui sont anesthésiés à l'éther présentent tous deux des arrêts de la respiration d'abord, puis du cœur. Tandis que les deux à qui on administre le cloroforme n'ont d'arrêt ni de la respiration ni du cœur, malgré une anesthésie complète.

A quelques jours de là il reprend les deux chats d'une même portée, administre le chloroforme à celui qui avait été anesthésié primitivement à l'éther et réciproquement. Celui qui respire l'éther meurt au bout de cinq minutes, par arrêt de la respiration et du cœur. Chez l'autre on pousse la chloroformisation jusqu'à la mort, arrivée seulement au bout d'une heure.

Enfin, un jeune chat, qui avait dans les premiers jours de sa vie présenté des accidents pendant l'anes-thésie à l'éther est anesthésié une seconde fois avec ce même agent, mais à un âge plus avancé, et se montre beaucoup moins susceptible.

L'auteur ne peut expliquer cette inocuité relative du chloroforme chez les jeunes animaux. Il se contente de la signaler.

Nous trouvons dans un article de M. Dastre sur les anesthésiques : *(Revue des sciences médicales, 1881)*, l'explication suivante, proposée à ce sujet par l'auteur : « Le système modérateur, en particu- « lier le modérateur cardiaque, est peu développé

« dans le premier âge (Soltmann, Anrep, Dastre et
« Morat) ; or, comme l'arrêt du cœur (syncope) est
« dû à une excitation passagère de la faculté modé-
« ratrice (dans la plupart des cas, sauf ceux d'intoxi-
« cation profonde), il en résulte que l'arrêt, le ralen·
« tissement même, se manifesteront difficilement
« chez l'enfant, et que le bulbe pourra être atteint
« et la respiration arrêtée inopinément, sans que
« l'attention soit éveillée par des symptômes du côté
« du cœur. »

OBSERVATION III

Convulsions se développant parallèlement chez les enfants de
deux sœurs ayant eu des crises d'éclampsie. — Grand-
père, mort d'une affection cérébrale. Grand-mère, nerveuse.

Madame X..., âgée de trente ans, née d'une mère nerveuse et
d'un père, mort à quarante ans d'un ramollissement cérébral,
offre toutes les apparences d'un tempérament lymphatique.
Elle a été néanmoins, atteinte de convulsions qui se sont
développées à l'époque de la dentition et fréquemment renouvelées jusqu'à l'âge de sept ans. Madame X..., est actuellement
mère de trois enfants, relativement bien portants. Au moment
de la dentition, l'aîné a été atteint comme sa mère de convulsions qui se reproduisent fréquemment, et particulièrement
sous l'influence d'une fatigue physique exagérée, comme par
exemple une marche trop prolongée ou encore une mauvaise
digestion.

J'ai vu le retour des mêmes accidents provoqués chez le
petit malade par la fièvre qui a marqué le début de diverses
affections, telles que : rougeole, oreillons, etc.

Au moment des crises, j'ai toujours pratiqué des inhalations chloroformiques, prescrit une potion de chloral.

J'ai maintenu dans l'intervalle le petit malade à l'usage d'une solution de bromure de sodium, et enfin, la dernière fois que j'ai été appelé auprès de lui, un bain tiède prolongé m'a paru exercer la plus heureuse influence sur l'excitabilité nerveuse qui paraît commander à la crise.

J'ai été appelé, au printemps dernier, auprès du second enfant de Madame X..., qui à la suite d'une indigestion, a présenté absolument les mêmes phénomènes convulsifs que son aîné.

La sœur de madame X..., très nerveuse elle-même, ne présente pas les apparences du tempérament lymphatique. Elle a été affectée elle-même de convulsions dans son enfance. Madame X..., est mère de quatre enfants, dont l'aîné est resté exempt de toute manifestation convulsive, ainsi que le second; le troisième a succombé aux suites d'une bronchite capillaire, pendant laquelle il a présenté de véritables crises tétaniques.

Un quatrième enfant de Madame X..., a succombé à une méningite tuberculeuse.

Nous voyons ici l'influence héréditaire se développer parallèlement dans la descendance de deux sœurs également nerveuses; et si, chez la sœur de Madame X..., deux enfants ont échappé à l'hérédité nerveuse c'est sans doute, à l'influence du tempérament paternel qu'ils ont dû cette immunité.

Ces trois observations sont dues à l'obligeance de M. Laure.

OBSERVATION IV

Père affecté de crises éclamptiques dans son enfance. — Mère nerveuse,
mais non hystérique. — Deux enfants sur trois sont en proie à des
crises convulsives.
Recueillie à la consultation gratuite des enfants à la charité.

Louis H..., 5 mois. — Est amené par sa mère le 22 sep-
tembre 1883, à la consultation. Il paraît d'une constitution
robuste ; digère bien, tete avec appétit. Mais le sommeil
n'est jamais calme; depuis onze jours, à la suite d'une frayeur,
dit, la mère; il prend, plusieurs fois par jour, et surtout la
nuit, chaque fois qu'il se réveille, des crises caractérisées par
des secousses dans les membres et un peu dans les muscles
de la tête.

Les bras s'écartent du tronc en s'élevant, l'avant bras ne se
fléchit pas sur le bras ; mais les doigts dans la main.

Les cuisses et les jambes se fléchissent également : en
même temps, la tête éprouve un léger mouvement de propul-
sion en avant; les paupières supérieures sont élevées légère-
ment; les globes oculaires sont fixes. Le tout dure quelques
secondes, pour cesser ensuite, et se renouveler toujours de
même, pendant cinq ou dix minutes ; puis tout cesse, et l'enfant prend le sein avec avidité. Il ne paraît pas y avoir de
pertes de connaissance et il n'y a pas tracé de coma.

Pendant une crise que nous avons vue ; une émission
abondante d'urine s'est produite, et les secousses ont persisté
encore au nombre de cinq ou six ; le tout a duré au moins
cinq minutes.

On voit que ces crises n'étaient pas très intenses ; mais ce
qu'il y a d'intéressant pour nous, c'est que le père a eu
des crises d'éclampsie, jusqu'à l'âge de sept ans, et que la
mère elle-même, sans être précisément hystérique, éprouve, à
la moindre contrariété, des tressaillements nerveux qui du-
rent plus ou moins longtemps.

Elle a deux autres enfants, dont l'un, a eu, à la suite d'une indigestion, une crise convulsive, qui l'a laissé pendant deux jours dans le coma ; il prendrait souvent encore ce que la mère appelle des tournées de vers ; ce sont des crises convulsives incomplètes, terminées par des vomissements.

Le deuxième enfant n'a pas eu de crises convulsives.

Le bromure a diminué le nombre des crises ; puis la mère et l'enfant ont été perdus de vue, sans qu'on puisse savoir si la guérison a été complète.

OBSERVATION V

Deux enfants en proie à l'éclampsie. Mère éclamptique dans son enfance.

Nous devons l'observation suivante à l'obligeance de M. le docteur Chappet.

Appelé dans le courant d'octobre 1883 pour un enfant qui était en proie à des crises convulsives, il arriva après la terminaison de la crise, au moment où l'enfant commençait à sortir du coma.

Interrogeant alors les parents, il apprit que la mère avait eu des convulsions dans son enfance, ainsi qu'un autre de ses enfants au moment de la dentition.

Le sujet de cette observation était lui-même sous l'influence de l'évolution dentaire.

Le docteur Chappet n'a pu suivré cette famille, c'étaient des ouvriers qui ne l'ont pas fait appeler de nouveau ; néanmoins, le rôle de l'hérédité nous paraît suffisamment établi dans cette observation du jeune médecin des hôpitaux.

CHAPITRE IV

Il n'entre pas dans le plan de notre travail de faire l'énumération de tous les médicaments proposés, tant en France qu'à l'étranger, contre les convulsions de l'enfance.

Nous nous contenterons par conséquent d'esquisser à grands traits les indications de thérapeutique générale qui découlent des faits que nous avons précédemment exposés.

Nous nous occuperons :

I° De la Prophylaxie des convulsions. — II° du traitement de la crise convulsive à la période d'état.

I• Prophylaxie.

L'enfant qui apporte en naissant cette disposition à l'éréthisme nerveux qui prépare la convulsion, doit être l'objet d'une surveillance de tous les instants : surtout au moment de l'allaitement et de la dentition, dont les influences se combinent réciproquement pour s'aggraver. Les enfants prédisposés aux convulsions ne doivent être nourris par leur mère que si cette dernière présente toutes les conditions qu'on serait en droit d'exiger d'une nourrice mercenaire et qui pourront lui permettre de mener son nourrissage à bonne fin.

Dans le cas contraire, le médecin ne devra pas encourager une tentative qu'il sait d'avance devoir échouer et aboutir à l'athrepsie. Le nourrissage par le sein de la mère doit être déconseillé à plus forte raison, lorsque la prédisposition convulsive est un héritage maternel.

Pour les mêmes raisons nous signalerons les dangers de l'allaitement artificiel, qui tantôt fatigue l'enfant par des efforts réitérés de succion, tantôt, au contraire, le force à ingérer d'un seul trait une grande quantité de lait qui se coagule en masse trop volumineuse pour être élaboré par les sucs digestifs. Ces vastes coagulations deviennent alors, pour l'estomac, de véritables corps étrangers qui, dans certains cas observés par Parrot, ont été le seul point de départ d'une convulsion mortelle.

Lorsque les circonstances imposent à une famille peu aisée l'allaitement artificiel, c'est au lait de vache, coupé d'orge, qu'on doit avoir recours, de préférence à tous les produits chimiques, dont la réclame peu scrupuleuse a singulièrement exagéré les mérites.

A près le sevrage la digestion devra être surveillée

avec le même soin, les repas seront régulièrement espacés, de façon à éviter les écarts de régime qui sont la conséquence d'un jeûne trop prolongé, l'indigestion constituant une des causes les plus fréquentes des convulsions de l'enfance.

L'éréthisme nerveux produit par la dentition sera efficacement combattu par l'usage des bains tièdes prolongés. On administrera au besoin, pendant une ou deux semaines de suite, du bromure de potassium associé au sirop d'écorce d'orange, surtout pendant les périodes aiguës de l'évolution dentaire.

On évitera également toutes les influences capables d'agir directement ou indirectement sur le système nerveux, tels que : les veilles, l'exposition à un soleil trop ardent (Kien, *Gazette médicale de Strasbourg*, 1879-80), la fatigue cérébrale. En un mot, chez ces enfants prédisposés on devra s'occuper beaucoup plus de leur éducation physique que de leur développement intellectuel.

Néanmoins, si l'exercice modéré leur est salutaire, il doit être strictement mesuré à leur force, de façon à éviter la fatigue musculaire qui est une cause occasionnelle assez fréquente des convulsions idiopathiques.

Les sujets nerveux ne devront pas se mêler aux jeux des enfants d'un âge plus avancé, ce qui exigerait de leur part une dépense disproportionnée à leur force et partant un surcroît de fatigue musculaire.

Chez les enfants entachés d'une diathèse, scrofule, rachitisme, on doit se préoccuper, avant tout, de relever la constitution par la vie au grand air et au soleil, conditions bien plus faciles à réaliser dans les stations méditéranéennes que sous notre ciel brumeux, où les rigueurs de la température condamnent l'enfant à la réclusion une partie de l'hiver.

Quelle que soit notre inexpérience en pareille matière, nous ne pouvons nous empêcher de signaler ici les heureux résultats obtenus dans notre service de la Charité d'où sont dirigés sur Marseille des enfants rachitiques, tuberculeux, affaiblis, et en pleine misère physiologique qui nous reviennent plus tard méconnaissables avec toutes les apparences de la force et de la santé.

II° Traitement de la convulsion à la période d'état

La physiologie expérimentale nous a appris que les agents les plus capables de diminuer l'excitabilité nerveuse sont, au premier chef : le bromure de potassium, le chloroforme associé ou non aux préparations opiacées ou belladonées et le chloral.

A propos des anesthésiques, nous donnerons la préférence au chloroforme en inhalation, en rappelant les dangers de l'anesthésie à l'éther chez les jeunes animaux si bien étudiés dans la thèse de M. Arloing. Nous remarquerons encore, en passant, que grâce à cette inocuité, le chloroforme peut être administré chez les enfants à une dose beaucoup plus élevée qu'on ne le suppose généralement.

Si nous recherchons parmi les agents thérapeutiques ceux qui sont le plus capables de diminuer l'excitabilité de la moelle, à plus forte raison devrons-nous rejetter l'emploi d'agents capables de faciliter l'apparition de phénomènes réflexes par les excitations cutanées, tels sont les révulsifs de toutes sortes, vésicatoires, sinapismes, bains de moutarde, etc. moyens dangereux, qui doivent être sérieusement proscrits du traitement des convulsions de l'enfance.

CONCLUSIONS

I. — D'après les données expérimentales les plus récentes, le centre convulsif peut être localisé à la région qui avoisine le quatrième ventricule. Dans les convulsions produites expérimentalement par l'excitation directe des centres moteurs, l'intégrité de la substance grise, au point d'excitation, paraît indispensable à la manifestation du phénomène convulsif.

II.—La convulsion a son origine dans une sorte d'affaiblissement momentané des centres modérateurs qui détruit l'harmonie entre deux forces nerveuses de sens contraire destinées à se faire équilibre. Il n'est donc pas étonnant que les convulsions soient plus fréquentes chez les jeunes sujets, dont les centres modérateurs sont beaucoup moins développés relativement aux autres portions des centres nerveux, que chez les adultes.

III. — La convulsion suppose pour nous, chez le sujet qui en est affecté, une modalité particulière du système nerveux, la plupart du temps héréditaire et capable d'être mise en jeu sous l'influence des causes les plus insignifiantes, qui resteraient absolument sans effet sur un organisme moins susceptible.

IV. — Le traitement des convulsions de l'enfance est, à notre point de vue, prophylactique. Chez les enfants prédisposés aux convulsions nous éviterons dans la mesure du possible l'allaitement par le sein de la mère pour peu que la prédisposition soit un héritage maternel ; à plus forte raison rejetterons-nous le biberon et encore davantage l'usage des laits artificiels.

On doit surveiller chez ces enfants l'éréthisme nerveux provoqué par l'évolution dentaire, qui cèdera à l'emploi des bains tièdes et à l'usage continu d'une solution bromurée.

Il est indispensable de leur éviter toutes sortes d'émotions ou de fatigue cérébrale. L'exercice doit être exactement mesuré à leur force, de façon à leur éviter la fatigue musculaire qui

est une des causes les plus importantes de convulsions chez les enfants prédisposés.

On doit également surveiller la nutrition générale et l'aider de tous les reconstituants pos-
sibles et en particulier de l'air et du soleil.

Au moment de la crise nous donnons la préférence au chloroforme en inhalations associé
à une potion au chloral, à la morphine ou à la
belladone.

Nous recommandons particulièrement l'u-
sage des bains tièdes, en signalant comme
dangereux les bains de moutarde et tous les
révulsifs cutanés.

13299 Imp. WALTENER ET Cⁱᵉ, rue Belle-Cordière, 14. — Lyon.